Heberer (Hrsg.)
Butzmann · Eicher · Hüttl

Organtransplantation, Patientenverfügung, Aufklärung und Einwilligung

Medizinrecht für Ärzte

Heberer (Hrsg.)
Butzmann • Eicher • Hüttl

Organtransplantation, Patientenverfügung, Aufklärung und Einwilligung

Medizinrecht für Ärzte

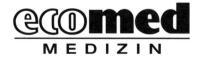

Bibliografische Informationen der Deutschen Nationalbibliothek

Die Deutsche Nationalbibliothek verzeichnet diese Publikation in der Deutschen Nationalbibliografie; detaillierte bibliografische Daten sind im Internet über <http://dnb.d-nb.de> abrufbar

Bei der Herstellung des Werkes haben wir uns zukunftsbewusst für umweltverträgliche und wiederverwertbare Materialien entschieden.
Der Inhalt ist auf elementar chlorfreiem Papier gedruckt.

ISBN 978-3-609-10009-8

E-mail: kundenbetreuung@hjr-verlag.de
Telefon: +49 89/2183-7928
Telefax: +49 89/2183-7620

Heberer (Hrsg.)
Butzmann • Eicher • Hüttl
Organtransplantation, Patientenverfügung, Aufklärung und Einwilligung
Medizinrecht für Ärzte

© 2013 ecomed MEDIZIN, eine Marke der Verlagsgruppe Hüthig Jehle Rehm GmbH Heidelberg, München, Landsberg, Frechen, Hamburg

www.ecomed-storck.de

Dieses Werk, einschließlich aller seiner Teile, ist urheberrechtlich geschützt. Jede Verwertung außerhalb der engen Grenzen des Urheberrechtsgesetzes ist ohne Zustimmung des Verlages unzulässig und strafbar. Dies gilt insbesondere für Vervielfältigungen, Übersetzungen, Mikroverfilmungen und die Einspeicherung und Verarbeitung in elektronischen Systemen.

Druck: Westermann Druck Zwickau GmbH

Inhalt

Vorwort		**9**
Verzeichnis der Autoren		**11**
1	**Rechtliche Grundlagen der Organtransplantation**	**13**
1.1	Einleitung	13
1.2	Organe als Sachen im zivilrechtlichen Sinne	15
1.3	Postmortale Organspende	17
1.3.1	Historie und aktuelle Entwicklung	17
1.3.2	Kurzüberblick: Verlauf der postmortalen Organspende	22
1.3.3	Die wesentlichen Regelungen des TPG	23
1.3.4	Vorschriften über die Vermittlung bestimmter Organe	30
1.3.5	Verbot des Organhandels	30
1.3.6	Die Richtlinien für die Wartelistenführung und Organvermittlung zur Organtransplantation	31
1.3.7	Verträge und Leitlinien	36
1.4	Organentnahme beim lebenden Spender	38
2	**Strafrechtliche Aspekte der Transplantationsmedizin**	**47**
2.1	Verbot des Organ- und Gewebehandels (§ 17 TPG)	48
2.1.1	Handeltreiben	49
2.1.2	Angemessenes Entgelt	50
2.2	Strafandrohung Organ-/Gewebehandel (§ 18 TPG)	51
2.3	Weitere Strafvorschriften (§ 19 TPG)	52
2.4	Ordnungswidrigkeiten (§ 20 TPG)	55
2.5	Verhältnis TPG zu Normen des StGB	56
2.5.1	Störung der Totenruhe (§ 168 StGB)	56
2.5.2	Körperverletzung mit Einwilligung (§ 228 StGB)	57
2.5.3	Tötung auf Verlangen (§ 216 StGB)	57
2.5.4	Körperverletzung (§§ 223, 226, 227 StGB)	57
2.6	Lebendspende „über Kreuz"	58
2.7	Strafbarkeit der „Listenmanipulation"	60
3	**Die Patientenverfügung**	**63**
3.1	Grundsätzliches	63

Inhalt

3.2	Wirksamkeitserfordernisse bzw. -hindernisse	64
3.3	Empfohlener Aufbau einer Patientenverfügung	66
3.4	Die Aufgabe des Betreuers/Bevollmächtigten	67
3.5	Die Aufgabe des Arztes	68
3.6	Einbeziehung von Vertrauenspersonen	68
3.7	Einbeziehung der Gerichte	69
3.8	Das Sachverständigengutachten	70
3.9	Patientenverfügung und Organspende	70
3.10	Sonstiges	72
4	**Aufklärung und Einwilligung**	**75**
4.1	Patientenaufklärung	75
4.2	Arten der Aufklärung	76
4.2.1	Behandlungsaufklärung	76
4.2.2	Risikoaufklärung	78
4.2.3	Diagnoseaufklärung	79
4.2.4	Sicherungsaufklärung	80
4.3	Aufklärungsgespräch	81
4.3.1	Aufklärungsadressat	81
4.3.2	Aufklärungspflichtiger	84
4.3.3	Aufklärungsumfang	86
4.3.4	Art und Weise der Aufklärung	89
4.3.5	Aufklärungszeitpunkt	92
4.4	Aufklärungsdokumentation	94
4.5	Einwilligung	95
4.5.1	Rückwirkende Einwilligung	95
4.5.2	Hypothetische Einwilligung und Entschädigungskonflikt	96
4.5.3	Mutmaßliche Einwilligung	96
4.5.4	Widersprechende Entscheidungen bei Minderjährigen	97
4.5.5	Verweigerung der Einwilligung	98
4.5.6	Einwilligung in die Person des Operateurs	100
5	**Das Patientenrechtegesetz**	**103**
5.1	Grundsätzliches	103
5.2	Behandlungsvertrag	104
5.3	Aufklärung	104
5.4	Offenbarungspflicht bei Behandlungsfehler	105

Inhalt

5.5	Dokumentation	106
5.6	Beweislast	106
5.7	Stellungnahme	107

Anhang 1
Richtlinien für die Wartelistenführung und Organvermittlung zur Lebertransplantation 109

Anhang 2
Richtlinien zur Feststellung des Hirntodes 147

Anhang 3
Die Textbausteine für eine schriftliche Patientenverfügung 171

Anhang 4
Betreuungsverfügung 181

Anhang 5
Vorsorgevollmacht 183

Anhang 6
Gesetz zur Verbesserung der Rechte von Patientinnen und Patienten 189

Abkürzungsverzeichnis 195
Stichwortverzeichnis 197

Inhalt

Vorwort

Die ärztliche Praxis ist durch zahlreiche medizinrechtliche Fragestellungen geprägt. Dies betrifft neben Fragen z.b. des Sozial- und Arbeitsrechtes insbesondere auch Fragen nach der strafrechtlichen und zivilrechtlichen Verantwortung gegenüber dem Patienten für den Fall der Fehlbehandlung. Aber auch alltägliche Fragestellungen, wie beispielsweise nach der korrekten Aufklärung und der Wirksamkeit einer Patientenverfügung bestimmen das ärztliche Handeln.

Es kommt daher zu mannigfaltigen Berührungen mit juristischen Fragestellungen, deren Darstellung in ihrer Gesamtheit mehrere hundert Seiten füllen.

Im Rahmen derartiger Gesamtdarstellungen kann natürlich das individuelle Problem nicht im Detail ausgearbeitet werden. Genau hier setzt dieses Buch an, das sich gezielt die Frage nach der juristischen Beurteilung von Organspenden und der Patientenverfügung herausgreift. Damit einher geht natürlich auch ein zentraler Punkt, nämlich das Selbstbestimmungsrecht des Patienten, das sich auch in der Aufklärung und der Einwilligung widerspiegelt.

Dieses Buch richtet sich daher in erster Linie an Ärzte, aber auch an Patienten, die im Zusammenhang mit der hochkomplexen Frage nach der Organtransplantation Rechtsfragen beantwortet wissen wollen.

Es entsprach dem Wunsch der Autoren durch diese punktuelle Darstellung eines speziellen Bereiches des Arzt-Patientenverhältnisses beziehungsweise des ärztlichen Handelns eine Darstellung zu liefern, damit das Verständnis aller Beteiligten im Zusammenhang mit den Besonderheiten der Organspende gesteigert wird. Zudem soll mit diesem Werk eine Hilfe zur Lösung der mannigfaltigen rechtlichen Probleme gegeben werden.

Aufgrund der jahrelangen Erfahrung der Autoren als Fachanwälte für Medizinrecht konnten die wichtigsten und praxisrelevantesten Bereiche herausgearbeitet werden, was beim Umgang mit diesem Handbuch das schnelle Nachschlagen ermöglicht.

Die Autoren legten daher Wert darauf, dass durch Praxistipps, Beispiele, Muster und auch die Darstellung der Gesetzestexte die Praxisrelevanz des Buches unterstrichen wird.

München, im März 2013
Die Autoren

Vorwort

Verzeichnis der Autoren

Dr. jur. Jörg Heberer
Fachanwalt für Medizinrecht
Paul-Hösch-Straße 25a
81243 München

Oliver Butzmann
Fachanwalt für Medizinrecht
Paul-Hösch-Straße 25a
81243 München

Marco Eicher
Fachanwalt für Strafrecht
Fachanwalt für Medizinrecht
Paul-Hösch-Straße 25a
81243 München

Dr. Peter Hüttl
Fachanwalt für Arbeitsrecht
Fachanwalt für Medizinrecht
Paul-Hösch-Straße 25a
81243 München

Verzeichnis der Autoren

1 Rechtliche Grundlagen der Organtransplantation

1.1 Einleitung

Die Organtransplantation leidet auch und teilweise gerade in Deutschland nach wie vor an einer „bedrückenden Ressourcenknappheit" (Dr. Sebastian Rosenberg, *Notwendige Änderungen im Transplantationsrecht*, Gesundheitsrecht 2009, S. 73 bis 76).
Nach den ersten statistischen Erhebungen und der überwiegenden Einschätzung in der Fachliteratur ändert sich daran auch nichts durch die jüngsten Änderungen des Transplantationsrechts.
Einerseits wird das Potenzial von im Grunde bereiten Organspendern nicht voll ausgeschöpft (nach Erhebungen aus dem Jahr 2005 ist davon auszugehen, dass lediglich die Hälfte der potenziellen Organspender über einen Ausweis verfügen).

Derzeit haben lediglich 18 % der Deutschen einen Organspendeausweis mit eher rückläufiger Tendenz. Pro einer Million Einwohner gibt es in Deutschland 15,8 Personen, die ein Organ gespendet haben, in Spanien sind es 32 Personen.

Es warten demgegenüber allein in Deutschland nahezu 12 000 Frauen, Männer und Kinder auf ein Spenderorgan (Quelle: TK-Aktuell, Sonderausgabe Organspende).
Andererseits bestehen aber auch erhebliche verfassungsrechtliche Bedenken bzgl. der immer wieder geforderten grundlegenden Änderungen des Transplantationsrechts, wie etwa der Einführung der sogenannten Widerspruchslösung, worauf in den folgenden Kapiteln noch näher einzugehen sein wird.
Gerade unter Berücksichtigung der Fortschritte in den Möglichkeiten der Transplantationsmedizin wird das Dilemma der Organknappheit umso offensichtlicher. Die primäre Aufgabe des Transplantationsrechts ist es deshalb neben der Verteilungsgerechtigkeit und Verteilungsoptimierung die Akzeptanz

1 Rechtliche Grundlagen der Organtransplantation

und Nachvollziehbarkeit der Organspende für die Bevölkerung bestmöglich zu gewährleisten.

Im Hinblick darauf, dass letztlich das Transplantationsgesetz selbst nur einen groben Rahmen vorgibt, der sodann durch diverse umfassende und sehr komplexe untergesetzliche Regelungswerke von den Richtlinien der Bundesärztekammer bis zu krankenhausinternen Regelungen reicht, unterliegt das System der Organvergabe immer der Gefahr der Intransparenz und Fehlinterpretation. Der erhebliche organisatorische Aufwand und die Einbeziehung diverser Beteiligter und Entscheidungsträger im Rahmen der Organverteilung und Organtransplantation ist jedoch unumgänglich.

Allerdings lässt sich durchaus hinterfragen, ob es grundsätzlich richtig ist, dass für die Organverteilung in erster Linie privatrechtliche Einrichtungen wie die Stiftungen zuständig sind. Denn damit sind gleichzeitig die maßgeblichen Voraussetzungen für die Organentnahme und die Kriterien der Verteilung aus Sicht der Bevölkerung in den Händen demokratisch nicht legitimierter Institutionen mit jedenfalls nicht vollständig erkennbaren etwaigen Eigeninteressen (insoweit auch kritisch zu den gesetzlichen Neuregelungen Prof. Dr. Wolfram Höfling/ Dr. Andreas Engels, *Entscheidungslösung und Europäisierung des Transplantationsgesetzes, Gesetzgeberische (In)Aktivität im Transplantationswesen,* Gesundheitsrecht 2012, S. 532 bis 533).

Dies ist umso problematischer, als dass die Festlegung der Kriterien für die Organvergabe wesentlicher Regelungsauftrag für den Gesetzgeber ist, im Transplantationsgesetz jedoch nur als Rahmen vorgegeben wird. Eine Konkretisierung der Auswahlkriterien ergibt sich erst aus den Richtlinien der Bundesärztekammer, bereits dieser Umstand unterliegt nicht unerheblichen verfassungsrechtlichen Bedenken (Dr. Markus Löffelmann, *Die aktuellen Änderungen im Transplantationsgesetz,* Recht und Politik, Ausgabe 6).

Dies vorangestellt, werden im Folgenden neben den Regelungen des Transplantationsgesetzes auch die grobe Struktur und das Zusammenwirken der Institutionen im Rahmen der Organverteilung dargestellt. Im Anhang findet sich zudem der Allgemeine Teil der *Richtlinien für die Warteslistenführung und Organvermittlung zur Organtransplantation* der zuständigen Kommission am Beispiel der Lebertransplantation sowie die *Richtlinien zur Feststellung des Hirntodes* der Bundesärztekammer.

1.2 Organe als Sachen im zivilrechtlichen Sinne

Maßgeblich für die Rechte und Pflichten im Umgang mit Körperteilen ist neben den spezialrechtlichen Regelungen zunächst der Sachbegriff des Zivilrechts.

 § 90 BGB: Sachen im Sinne des Gesetzes sind nur körperliche Gegenstände.

Diese knappe gesetzliche Definition bedarf in Bezug auf den menschlichen Körper und dessen Organe und sonstige Bestandteile jedoch einer weiteren Differenzierung und Auslegung:
Der Körper des lebenden Menschen in seiner Gesamtheit und seine ungetrennten natürlichen und künstlichen Teile sind demnach keine Sachen im Rechtsinne (ausführlich hierzu Deutsch/Spickhoff, S. 4268 f.). Gleichwohl hat der lebende Mensch an seinem Körper sowie an den mit ihm verbundenen künstlichen Teilen – etwa einem Herzschrittmacher – eine dem Sacheigentum gleichkommende „Verfügungsgewalt". Mit seinem Tod geht diese „Verfügungsgewalt" auf die Angehörigen bzw. die Erben über.
Nicht fest verbundene Teile, wie etwa eine Prothese, sind hingegen als Sachen im Sinne des Zivilrechts anzusehen, an ihnen besteht mithin Besitz und Eigentum mit der entsprechenden Übertragungsfähigkeit.
Werden natürliche Körperteile, also z.B. Organe, vom Körper getrennt, so gehören sie dennoch weiterhin zum Schutzgut des Körpers, sofern sie gerade der Bewahrung von Körperfunktionen oder der Wiedereingliederung in einen Körper dienen.

Beispiel: Gespendetes Blut oder zur Transplantation entnommene Organe werden nach der Entnahme nicht zur Sache, an der Besitz und Eigentum erworben werden kann, sondern bleiben dem Schutzbereich des Körpers zugeordnet.

Nur dann, wenn Teile endgültig vom Körper getrennt wurden, entsteht die Sacheigenschaft.

1 Rechtliche Grundlagen der Organtransplantation

Beispiel: Bei der längeren Lagerung einer Hornhaut in der Augenbank entsteht die Sacheigenschaft. Eigentümer ist zunächst der Spender. Er kann dieses Eigentum nach den sachenrechtlichen Vorschriften des Zivilrechts z.B. an die Klinik übertragen, die die Hornhaut dann bestimmungsgemäß verwenden kann.

Ebenso verhält es sich mit Körperteilen, die als Abfall bei einer Operation entstehen, z.B. Knochen- oder Hautteile. Auch dies sind Sachen, die zunächst im Eigentum des Patienten stehen. Es ist jedoch unter zivilrechtlichen Gesichtspunkten von einer konkludenten Übertragung des Eigentums auf den Krankenhausträger auszugehen, der diese zum üblichen Gebrauch verwenden kann.

Beispiel: Der Krankenhausträger kann die Plazenta nach einer Geburt an Dritte zur Nutzung weitergeben.

Allerdings ist in diesem Bereich Vorsicht geboten, da der Handel mit Humangewebe wie Sehnen, Faszien und Knochen strengen spezialgesetzlichen Regelungen unterworfen ist, insbesondere auch um der Möglichkeit einer rein am Gewinnstreben orientierten Verwertung von Gewebe vorzubeugen. Zu nennen ist hier insbesondere das Transplantationsgesetz, wonach das Handeltreiben mit Organen strafbar ist und nur eine angemessene Aufwandsentschädigung für die Organspende gefordert werden kann (ausführlich zum TPG und dem Gewebegesetz s.u.).

Da sich das Transplantationsgesetz sowohl auf durchblutete als auch auf nicht durchblutete Organe bezieht und die Transplantation dieser Organe von der Zustimmung des Spenders abhängig macht, wird die ausdrückliche Zustimmung auch z.B. für die Hornhaut des Auges erforderlich sein. Die konkludente Eigentumsübertragung ist bei Organen nicht denkbar.

1.3 Postmortale Organspende

1.3.1 Historie und aktuelle Entwicklung

Das Gesetz über die Spende, Entnahme und Übertragung von Organen vom 05.11.1997, das Transplantationsgesetz (TPG), ist maßgeblich für die Spende und die Entnahme von menschlichen Organen, Organteilen oder Gewebe zum Zwecke der Übertragung auf andere Menschen sowie für die Übertragung der Organe einschließlich der Vorbereitung dieser Maßnahmen. Zudem ist in ihm das bereits angesprochene Verbot des Handels mit menschlichen Organen geregelt. Das Transplantationsgesetz wurde durch ein weitergehendes Gewebegesetz ergänzt. Dies beruht auf den europarechtlichen Vorgaben der EG-Richtlinie 2004/23/EG. Am 23.05.2007 wurde im Bundestag das Gewebegesetz verabschiedet. Es ist am 01.08.2007 in Kraft getreten. Vor Inkrafttreten des Gewebegesetzes wurden im TPG unter den Begriff Organe *„menschliche Organe, Organteile oder Gewebe"* subsumiert. Demgegenüber differenzieren die Begriffsbestimmungen des Gewebegesetzes zwischen Organen gemäß § 1a Nr. 1 TPG und Gewebe gemäß § 1a Nr. 4 TPG.

Organe im Sinne des Transplantationsgesetzes sind Organe, Organteile und Gewebe, insbesondere auch nicht durchblutete Körperteile, wie die bereits angesprochene Hornhaut.

Soweit man also unter Zugrundelegung der zivilrechtlichen Bestimmungen hier in jedem Fall von der mutmaßlichen Zustimmung des Patienten zur Weiterverwendung ausgehen kann, ist nach dem spezialgesetzlichen TPG die ausdrückliche Zustimmung des Spenders bzw. der Angehörigen auch für die Hornhauttransplantation erforderlich.

Gewebe im Sinne des Gesetzes ist weit zu verstehen, gemeint sind Haut, Hornhaut, ganze Knochen, Herzklappen, Faszien und Sehnen, aber auch zur Weiterverarbeitung bestimmte Gewebe wie Plazenta, Knochenmaterialien und Knochenmark, Operations- und Sektionsreste, Krankheitsprodukte wie Tumorgewebe, Gewebefraktionen, Stammzellen und Keimzellen sowie embryonale und fötale Gewebe.

1 Rechtliche Grundlagen der Organtransplantation

Das Gewebegesetz ergänzt also die im Transplantationsgesetz geregelte Spende und Entnahme von Organen, Organteilen und Gewebe. Mit dem Gesetz wurden insbesondere das TPG, das Arzneimittelrecht sowie das Transfusionsgesetz angepasst. Zentrale Regelungen zur Spende, Testung, Verarbeitung und Verteilung von Gewebe werden dabei nicht dem TPG, sondern dem Arzneimittelgesetz (AMG) unterstellt. Dadurch werden transplantierbare Gewebe rechtlich in vielen Bereichen wie Medikamente eingestuft. Unter anderem wird damit jedoch auch die Möglichkeit des Handeltreibens mit diesen Geweben eröffnet, was nach dem TPG wie dargelegt verboten ist. Dies ist ein Umstand, der auf viel Kritik stößt, u.a. weil dadurch ein gewisses Spannungsverhältnis zwischen Organ- und Gewebetransplantation entsteht (z.B. könnte aufgrund der Möglichkeit des Handeltreibens die Herzklappe interessanter sein als das ganze Organ). Dem hat der Gesetzgeber versucht vorzubeugen, indem der Organspende absolute Priorität eingeräumt wurde. Wesentliche Fragen und Probleme an der Schnittstelle zwischen der Gewebemedizin und der Organtransplantation konnten jedoch keiner klaren und praktikablen Regelung zugeführt werden. So ist beispielsweise der Prozess der Organspende gesetzlich geregelt, die Zuständigkeiten bei der Gewebespende wurden hingegen weitgehend ungeregelt gelassen.

Ein Kritikpunkt liegt zudem in dem aufwändigen Zulassungsverfahren, welches ein Medikament nach dem AMG und damit auch ein Gewebetransplantat vor seiner Anwendung durchlaufen muss. Erhöhter Kosten- und Verwaltungsaufwand ist dadurch unvermeidlich. Im Hinblick auf den bereits jetzt hohen Qualitätsstandard bei der Gewebetransplantation ist das Gewebegesetz deshalb nach Auffassung z.B. der Deutschen Krankenhausgesellschaft und der Bundesärztekammer in seiner jetzigen Form eher schädlich als nützlich.

Das TPG wurde durch das Gewebegesetz in seinem Anwendungsbereich auf Knochenmark sowie embryonale und fötale Organe und Gewebe sowie menschliche Zellen erweitert. Dementsprechend mussten insbesondere die Regelungen für die postmortale Spende und für die Lebendspende, spezifisch für die neu erfassten menschlichen Organe und Gewebe geregelt werden, wie im Folgenden noch näher ausgeführt wird.

In den einzelnen Bundesländern sind zudem die Ausführungsgesetze zum TPG für die konkrete Umsetzung der Vorgaben maßgeblich. Dort werden die zuständigen Stellen zur Ausführung des TPG, die Prüfungskommissionen und

1 Rechtliche Grundlagen der Organtransplantation

deren Zusammensetzung sowie die Transplantationszentren und deren Organisation und Koordination geregelt.

Umsetzung der europäischen Vorgaben

Mit Wirkung vom 01.08.2012 wurde durch das *Gesetz zur Änderung des Transplantationsgesetzes* die Richtlinie 2010/53/EU des Europäischen Parlaments und des Rates vom 07.07.2010 über Qualitäts- und Sicherheitsstandards für zur Transplantation bestimmte menschliche Organe in deutsches Recht umgesetzt. Gegenstand der Richtlinie sind insbesondere die Festlegung EU-weiter, einheitlicher Qualitäts- und Sicherheitsstandards für Entnahmekrankenhäuser, Transplantationszentren und andere Bereitstellungsorganisationen sowie Anforderungen an die Charakterisierung des Spenderorgans und das System der Rückverfolgbarkeit und die Meldung schwerwiegender Zwischenfälle und schwerwiegender unerwünschter Reaktionen (BT-Drucks. 17/7376).
Basierend auf der Annahme, dass eine grundlegende Änderung der Strukturen des TPG in diesem Rahmen nicht erforderlich sei, wurden jedoch einerseits die europarechtlichen Vorgaben „1:1" umgesetzt (BT-Drucks. 17/7376, S. 14), gleichzeitig erfolgte aber keine tiefgreifende strukturelle Änderung der bisherigen Regelungen.

> **Die wichtigsten – in erster Linie organisationsstrukturelle – Änderungen sind Folgende:**
> - Die von der Richtlinie 2010/53/EU vorgegebene Registrierung aller Krankenhäuser, in denen Organe entnommen werden, wurde in Anlehnung an die bereits in § 10 TPG geregelten Anforderungen an Transplantationszentren durch einen neueingefügten § 9a TPG geregelt. Es wird dabei auf § 108 SGB V Bezug genommen, der die zugelassenen Krankenhäuser regelt, sodass ein eigenständiges Zulassungsverfahren für Entnahmekrankenhäuser nicht erforderlich war.
> - Zugleich wurden die Aufgaben der Entnahmekrankenhäuser im Rahmen der postmortalen Organspende in diesem neuen Paragraphen ausdrücklich geregelt mit dem Ziel, ihre Verantwortung und aktive Mitwirkungspflicht für die Organspende hervorzuheben.
> - In diesem Zusammenhang wird die Pflicht, den Hirntod aller möglichen Organspender zu melden, hervorgehoben.

1 Rechtliche Grundlagen der Organtransplantation

- Mit dem ebenfalls neu eingefügten § 9b TPG wurde zudem ein Transplantationsbeauftragter eingeführt. Jedes Entnahmekrankenhaus ist verpflichtet, mindestens einen Transplantationsbeauftragten zu bestellen.
- Die wesentlichen Grundsätze für die Erhebung von Angaben zur Gewährleistung der Qualität und Sicherheit vor der Übertragung eines Spenderorgans zur Charakterisierung des Spenderorgans des Spenders wurden mit dem neuen § 10a TPG festgelegt.
- Die Stellung und Aufgabe der Deutschen Stiftung Organtransplantation (DSO) als Koordinierungsstelle gemäß § 11 TPG wurde ausgestaltet. Es wurde ihr eine zentrale Position im Verfahren der postmortalen Organspende eingeräumt.
- Zudem wurde entsprechend der Richtlinie das System der Rückverfolgbarkeit und der Meldung schwerwiegender Zwischenfälle und schwerwiegender unerwünschter Reaktionen in § 13 Abs. 1 sowie § 12 Abs. 1 und 2 TPG sowie gemäß der in dem neuen § 13 Abs. 4 TPG vorgesehenen Rechtsverordnung geregelt.
- Schließlich wurde in § 12 Abs. 5 TPG die Vermittlung von Organen mit Auslandsbezug außerhalb der europäischen Union einheitlichen Standards unterworfen und einer Kommission des Spitzenverbandes Bund der Krankenkassen, der Bundesärztekammer und der Deutschen Krankenhausgesellschaft oder der Bundesverbände der Krankenhausträger gemeinsam sowie zwei Vertretern der Bundesländer gemäß § 12 Abs. 5 TPG die Aufsicht über die Vermittlungsstelle und die Transplantationszentren übertragen.

Einführung der sogenannten Entscheidungslösung

 Ziel des Gesetzes war, „jeden Menschen in die Lage zu versetzen, sich mit der Frage seiner eigenen Spenderbereitschaft ernsthaft zu befassen" (BT-Drucks. 179030, S. 14).

Die bereits bisher gemäß § 2 Abs. 1 S. 3 TPG vorgesehene Aufklärung der Bevölkerung über die Möglichkeiten der Organ- und Gewebespende sowie die Bitte an die Versicherten durch die Krankenkassen, eine Erklärung zur Organ- und Gewebespende abzugeben, wurde nicht geändert, sondern lediglich etwas erweitert bzw. konkretisiert. Nunmehr sollen die Versicherten ausdrücklich aufgefordert werden, freiwillig eine Entscheidung zur Organspende abzugeben. Nach Auffassung des Gesetzgebers wird deshalb die bisherige „Zustimmungslösung" in eine „Entscheidungslösung" umgewandelt.

1 Rechtliche Grundlagen der Organtransplantation

Das *Gesetz zur Regelung der Entscheidungslösung im Transplantationsgesetz vom 12.07.2012* trat zum 01.11.2012 in Kraft. Im Wesentlichen wurde durch das Gesetz der § 2 TPG geändert bzw. ergänzt.
Die wichtigste diesbezügliche Regelung ist der neu eingeführte § 2 Abs. 1a TPG, der eine ausdrückliche Verpflichtung der Krankenkassen und privaten Krankenversicherungsunternehmen vorsieht, den Versicherten geeignetes Informationsmaterial zur Organ- und Gewebespende einschließlich des Organspendeausweises zur Verfügung zu stellen und diese zur Dokumentation der Erklärung zur postmortalen Organ- und Gewebespende aufzufordern.

§ **2 Abs. 1a Satz 5 TPG:** Mit der Zurverfügungstellung der Unterlagen fordern die Krankenkassen und die privaten Krankenversicherungsunternehmen die Versicherten auf, eine Erklärung zur Organ- und Gewebespende zu dokumentieren und benennen ihnen gegenüber fachlich qualifizierte Ansprechpartner für Fragen zur Organ- und Gewebespende sowie zur Bedeutung einer zu Lebzeiten abgegebenen Erklärung zur Organ- und Gewebespende, auch im Verhältnis zu einer Patientenverfügung.

Letztlich werden also nur die bisher im Rahmen der Zustimmungslösung geltenden Informationspflichten neu strukturiert und auf die gesamte Tragweite der Entscheidung ausgedehnt.
Von der – im Hinblick auf die Spendefreudigkeit in anderen Ländern wesentlich erfolgreicheren – Widerspruchslösung ist diese Neuregelung denkbar weit entfernt. Jeglicher etwaiger Nutzen der Neuregelung wird zudem vollständig durch die nahezu zeitgleich mit der Neuregelung auftretenden „Organspendeskandale" überlagert, so dass für 2012 bereits ein erheblicher Rückgang der Spendebereitschaft zu verzeichnen war.
Zwar ist sicherlich einerseits die Zustimmungs- bzw. Entscheidungslösung in verfassungsrechtlicher Hinsicht aufgrund des hohen Rangs der Selbstbestimmungsfreiheit und ihrer engen Anbindung an die Menschenwürde gegenüber der Widerspruchslösung der rechtlich „sichere" Weg (so auch Löffelmann, *Die Aktuellen Änderungen im Transplantationsgesetz*, recht + politik, Ausgabe 6, 2012). Andererseits erscheinen die Bemühungen des Gesetzgebers, allein durch eine bessere Information der Bevölkerung über die Organspende eine

1 Rechtliche Grundlagen der Organtransplantation

Erhöhung der Spendebereitschaft zu erreichen, nach einer ersten Zwischenbilanz als kaum erfolgsversprechend. Deutschland wird voraussichtlich auch mit der gesetzlichen Neuregelung das untere Mittelfeld bei der Spendebereitschaft im internationalen Vergleich nicht verlassen.

Vorschlägen zur Verbindung der Spendebereitschaft mit sonstigen – gar finanziellen – Anreizen muss jedoch aufgrund der damit verbundenen erheblichen Missbrauchsgefahren eine Absage erteilt werden. Kaum praktikabel erscheinen dem Verfasser auch Vorschläge dahingehend, dass finanzielle Anreize für potenzielle Organspender etwa an die staatliche Finanzierung einer Lebensversicherung gesetzt werden, deren Erträge an die Bezugsberechtigten ausschließlich im Todesfall und nachfolgender Organspende ausgeschüttet werden und ansonsten anderweitig verwendet werden.

Nach diesseitiger Auffassung erscheinen solche Modelle einerseits derart kompliziert und andererseits in ihrem letztlichen Nutzen für den potenziellen Organspender so fragwürdig, dass ein solcher Anreiz sehr wahrscheinlich ebenfalls ins Leere laufen dürfte.

Hingewiesen werden muss in diesem Zusammenhang letztlich auch noch auf die nach wie vor ungeklärte Konfliktsituation, die eine abgegebene Organspendeerklärung gegenüber einer Patientenverfügung hat, die eine Beschränkung lebensverlängernder Maßnahmen vorsieht. Denn eine Voraussetzung jeder Organspende sind die damit in unmittelbarem Zusammenhang stehenden lebensverlängernden Maßnahmen für den Spender. Es sollte aber nicht dazu kommen, dass Angehörige und Ärzte die sich hieraus ergebende unklare Situation dann in einer rechtlichen Grauzone zu klären haben (hierzu auch Wolfgang Höfling, Andreas Engels, *Entscheidungslösungen Europäisierung des Transplantationsgesetzes*, Gesundheitsrecht 2012, S. 532 bis 533).

1.3.2 Kurzüberblick: Verlauf der postmortalen Organspende

Der Darstellung der Rechtsgrundlagen vorangestellt sei in aller Kürze und stark vereinfacht der **Vorgang nach dem Tod eines möglichen Organspenders** zusammengefasst:

1 Rechtliche Grundlagen der Organtransplantation

- Zwei in der Intensivmedizin erfahrene Mediziner stellen unabhängig voneinander und übereinstimmend nach Maßgabe der Richtlinien der Bundesärztekammer den Hirntod fest.
- Die *Stiftung Eurotransplant* ist für die Vermittlung aller Organe zuständig, die in einem ihrer Mitgliedstaaten zu Transplantationszwecken einem Verstorbenen entnommen werden. Geht bei ihr eine Information über ein Spenderorgan ein, so wird nach den Vorgaben der Richtlinien ein geeigneter Empfänger ermittelt. Die Vergabe zwischen mehreren geeigneten Empfängern erfolgt ebenfalls anhand der Richtlinien.
- Die Entnahme erfolgt bei Bedarf durch ein von der *Deutschen Stiftung Organtransplantation* (DSO) organisiertes Entnahme-Team. Es handelt sich ansonsten um einen Eingriff unter normalen OP-Bedingungen. Das Organ wird nach der Entnahme gekühlt und steril schnellstmöglich (per Helikopter) zum Empfänger verbracht.
- Die DSO organisiert die Transplantation der Organe vor Ort und ist Ansprechpartner für die Angehörigen. Ihre Koordinatoren bereiten die Operation vor und veranlassen alle erforderlichen Untersuchungen. Sie hat Kontakt zu allen ca. 1 400 Krankenhäusern mit Intensivstation sowie den derzeit 50 Transplantationszentren.

1.3.3 Die wesentlichen Regelungen des TPG

Das TPG unterscheidet zunächst die Organentnahme bei Toten und bei Lebenden. Da die Organentnahme wie dargelegt die ausdrückliche Einwilligung des Spenders voraussetzt, besteht die Notwendigkeit einer Erlaubnis für die Organentnahme auch durch die nächsten Angehörigen nach dem Tod des Spenders. Das TPG regelt als Voraussetzung für die Organentnahme bei toten Organspendern deshalb entweder die nachweislich vor seinem Tod erteilte Einwilligung des Organspenders (§ 3 TPG) oder andererseits die Zustimmung anderer Personen in die Organentnahme (§ 4 TPG). Liegt dem Arzt, der die Organentnahme vornehmen soll, weder eine schriftliche Einwilligung noch ein schriftlicher Widerspruch des möglichen Organspenders vor, ist dessen nächster Angehöriger zu befragen, ob ihm eine Erklärung des Spenders zur Organspende bekannt ist. Ist dies nicht der Fall, so bedarf es der ausdrücklichen Zustimmung eines Arztes oder des Angehörigen, wobei der mutmaßliche Wille des Verstorbenen zu berücksichtigen ist (vgl. die weiteren Ausführungen im Kapitel *Aufklärung und Einwilligung*).

1 Rechtliche Grundlagen der Organtransplantation

Neben der schriftlichen und unmissverständlichen Einwilligung des Organspenders ist die Feststellung seines Todes nach Regeln, die dem Stand der Erkenntnisse der medizinischen Wissenschaft entsprechen, Voraussetzung für die Organentnahme. Notwendig ist die Feststellung des Todes nach § 3 Abs. 1 Nr. 2 TPG einerseits und des Hirntodes gem. § 3 Abs. 2 Nr. 2 TPG andererseits.

> **§ 3 Abs. 2 TPG:** Die Entnahme von Organen oder Geweben ist unzulässig, wenn
> 1. die Person, deren Tod festgestellt ist, der Organ- oder Gewebeentnahme widersprochen hatte,
> 2. nicht vor der Entnahme bei dem Organ- oder Gewebespender der endgültige, nicht behebbare Ausfall der Gesamtfunktion des Großhirns, des Kleinhirns und des Hirnstamms nach Verfahrensregeln, die dem Stand der Erkenntnisse der medizinischen Wissenschaft entsprechen, festgestellt ist.

Ausdrücklich stellt das Gesetz zum Hirntod also fest, dass ein nicht behebbarer Ausfall der Gesamtfunktion des Großhirns, des Kleinhirns und des Hirnstammes nach Verfahrensregeln, die dem Stand der Erkenntnisse medizinischer Wissenschaft entsprechen, festgestellt wurde. Dies muss festgestellt werden durch zwei Ärzte gem. § 5 Abs. 1 S. 1 TPG (sog. „warme Leiche"). Als Ausnahme lässt das Gesetz gem. § 5 Abs. 1 S. 2 TPG die Feststellung des seit mehr als drei Stunden bestehenden, nicht behebbaren Stillstandes von Herz und Kreislauf (sog. „kalte Leiche") durch nur einen Arzt zu.

Diese Regelung ist kompliziert und wird teilweise mit guten Gründen als unnötiger Formalismus angesehen (so z.B. Parzeller/ Henze, *Richtlinienkompetenz zur Hirntod-Feststellung erneut bei der Bundesärztekammer*, ZRP 6/2006, S. 177). Teilweise wird auch von einem „irritierend unklaren Bild" gesprochen (Höfling, § 3 Rn. 7), da die gesetzlichen Regelungen im Grunde unterschiedliche Todesbegriffe formulieren.

Hinsichtlich der genauen Verfahrensweise und der Qualifikation der feststellenden Ärzte sind die auf der Grundlage des § 16 Abs. 1 Nr. 1 TPG von der Bundesärztekammer erlassenen *Richtlinien zur Feststellung des Hirntodes* maßgeblich, die den Stand der medizinischen Wissenschaft darstellen

1 Rechtliche Grundlagen der Organtransplantation

und z.B. über die Homepage der Ärztekammer abgerufen werden können (http://www.bundesaerztekammer.de/downloads/Hirntodpdf.pdf) und im Anhang dieses Buches zu finden sind.

 Das Kriterium des Hirntodes selbst als Maßstab für den Todeseintritt ist durchaus nicht unumstritten.

Im Hinblick darauf, dass zum Zeitpunkt der Hirntodfeststellung nach den vorgenannten Regelungen sämtliche Organe noch funktionieren, die Zeugungsfähigkeit und sonstige Körperfunktionen intakt sind, kommt es zu auch philosophisch interessanten Fragestellungen über den tatsächlichen Todeszeitpunkt eines Menschen (vgl. z.B. Schweidler, *Gibt es eine moralische Pflicht zur Organspenden?*, Zeitschrift für Lebensrecht, 1/2011, S. 2 ff. und die Reaktion von Wuermeling, *Der Hirntod als vernünftiges Zeichen des Todes der menschlichen Person*, Zeitschrift für Lebensrecht 2/2011, S. 51 ff.). Denn die klare und eindeutige Todesfeststellung aufgrund Einstellung der Herz- und Atemtätigkeit ist ja gerade nicht gegeben.

Hinzu kommen jedoch auch immer wieder geäußerte Bedenken in Bezug auf das tatsächliche Empfinden nach dem Hirntod bzw. die fehlerhafte Handhabung der anästhesiologischen Vorgaben für die Organentnahme, dies gerade auch aus der Ärzteschaft selbst. Es wird davon berichtet, dass Patienten bei der Organentnahme „schwitzen" und sonstige Anzeichen von Schmerzempfinden zeigen. Derartige Gerüchte sind natürlich in erheblichster Weise verunsichernd und wirken sich geradezu verheerend auf die Spendebereitschaft aus. Sie sollten baldmöglichst und umfassend objektiviert und aus der Welt geschafft werden. Ggf. muss ihnen mit strengeren Kontrollen oder weiteren anästhesiologischen Vorgaben begegnet werden. Auch hier ist sowohl die DSO als auch der Transplantationsbeauftragte in der Pflicht.

1 Rechtliche Grundlagen der Organtransplantation

Registrierung der Entnahmekrankenhäuser

> **§ 9a Satz 1 TPG: Entnahmekrankenhäuser**
> „sind die nach § 108 des Fünften Buches Sozialgesetzbuch oder nach anderen gesetzlichen Bestimmungen zugelassenen Krankenhäuser, die nach ihrer räumlichen und personellen Ausstattung in der Lage sind, Organentnahmen von möglichen Spendern nach § 3 oder § 4 nach Maßgabe des § 11 Abs. 4 Satz 5 zu ermöglichen."

Des Weiteren ist in Satz 2 geregelt, dass die zuständige Behörde gegenüber der Koordinierungsstelle die Entnahmekrankenhäuser, die diese Voraussetzungen erfüllen, benennt und die Entnahmekrankenhäuser über diese Benennung schriftlich unterrichtet.

Entnahmekrankenhäuser sind also Hochschulkliniken bzw. Krankenhäuser, die in den Krankenhausplänen eines Landes gemäß § 108 SGB V aufgenommen sind bzw. Krankenhäuser, die einen Versorgungsauftrag mit den Landesverbänden der Krankenkassen und der Verbände der Ersatzkrankenkassen abgeschlossen haben oder Privatkliniken, die nach der Gewerbeordnung zugelassen sind.

Erforderlich ist mithin kein eigenständiges Zulassungsverfahren, sondern die bestehenden Zulassungen werden insoweit übernommen.

Da die Zulassung nach § 108 SGB V bzw. der Gewerbeordnung in die Zuständigkeit der Länder fällt, können diese durch ihre einschlägigen Landesgesetze ausdrücklich etwa Mitwirkungspflichten bei der Organspende als Bestandteil des Versorgungsauftrages aufnehmen bzw. ergänzend zu den Regelungen des TPG weitere Voraussetzungen für die Einstufung als Entnahmekrankenhaus regeln.

Die weiterhin geregelte räumliche und personelle Eignung für die Organentnahme von verstorbenen Spendern ist nach der Gesetzesbegründung grundsätzlich bei Krankenhäusern mit Intensiv- und Beatmungsbetten gegeben (BT-Drucks. 17/7376, S. 19).

1 Rechtliche Grundlagen der Organtransplantation

§ 9a TPG regelt in Abs. 2 des Weiteren die mit der Benennung als Entnahmekrankenhaus verbundenen Pflichten. Diese sind
- die Meldung des endgültigen, nicht behebbaren Ausfalls der Gesamtfunktion des Großhirns, des Kleinhirns und des Hirnstamms von Patienten, die als Spender von Organen in Betracht kommen, an die Koordinierungsstelle;
- die Sicherstellung, dass die Entnahme in einem Operationssaal durchgeführt wird, der dem Stand der medizinischen Wissenschaft und Technik entspricht;
- sicherzustellen, dass das eingesetzte medizinische Personal für seine Aufgaben qualifiziert ist. Diese Regelung knüpft nach der Gesetzesbegründung an die bestehenden Qualifikationsanforderungen des medizinischen Personals in der Intensivmedizin an und erfordert dementsprechend auch keine neue zusätzliche Qualifizierung des Personals (BT-Drucks. 17/7376, S. 19)
- schließlich erfolgt die deklaratorische Feststellung, dass die in § 11 TPG geregelten Verfahrensanweisungen der Koordinierungsstelle sowie die in den Verträgen zur Organvergabe festgelegten Anforderungen von den Entnahmekrankenhäusern einzuhalten sind.

Der Transplantationsbeauftragte

In dem ebenfalls neu eingefügten § 9b TPG ist vorgesehen, dass die Entnahmekrankenhäuser mindestens einen Transplantationsbeauftragten bestellen. Dieser ist in Erfüllung seiner Aufgaben unmittelbar der ärztlichen Leitung des Entnahmekrankenhauses unterstellt, unterliegt aber bei der Wahrnehmung seiner Aufgaben keinen Weisungen und ist dementsprechend unabhängig. Die Entnahmekrankenhäuser müssen hierbei dafür sorgen, dass der Transplantationsbeauftragte von seinen sonstigen Dienstpflichten im erforderlichen Umfang freizustellen ist und sie haben ihm auch ansonsten Unterstützung bei der Erfüllung seiner Aufgaben zukommen zu lassen.

Nach dem Willen des Gesetzgebers sollen Transplantationsbeauftragte direkt verantwortlich für den Organspendeprozess vor Ort sein und beispielsweise das übrige Krankenhauspersonal in Fragen der Organspende informieren und unterstützen. Zudem sollen sie Verbindungsglied des Krankenhauses zu den Transplantationszentren und zur Koordinierungsstelle sein.

1 Rechtliche Grundlagen der Organtransplantation

> **!** Auf der Basis landesgesetzlicher Vorschriften gibt es teilweise bereits Transplantationsbeauftragte, die nunmehr auch auf bundesgesetzlicher Ebene eine Grundvoraussetzung für ein Entnahmekrankenhaus darstellen.

Die ausdrücklich in § 9b Abs. 2 TPG geregelten Aufgabengebiete des Transplantationsbeauftragten sind zudem

- die Verantwortlichkeit für die Erfüllung der Pflicht der Entnahmekrankenhäuser gemäß § 9a Abs. 2 Nr. 1 TPG, potenzielle Organspender zu melden;
- er hat die Angehörigen von Spendern in angemessener Weise zu begleiten;
- als Verantwortlicher vor Ort muss er die individuellen Gegebenheiten im Hinblick auf Zuständigkeiten und Handlungsabläufe festlegen;
- schließlich hat er das ärztliche und pflegerische Personal im Entnahmekrankenhaus über die Bedeutung und den Prozess der Organspende regelmäßig zu informieren.

Auch bei den Transplantationsbeauftragten kann gemäß § 9b Abs. 3 TPG das Nähere zu den Aufgabenbereichen bzw. auch deren Erweiterung im Landesrecht geregelt werden. Hierbei soll insbesondere die erforderliche Qualifikation des Landesbeauftragten, etwa als Arzt/Ärztin oder Intensivkrankenschwester/Krankenpfleger, geregelt werden.

Im Hinblick auf die jüngsten Skandale um die Organvergabe sowie die in diesem Kapitel an anderer Stelle beschriebenen rechtlichen Unsicherheiten und „Grauzonen" bei der individuellen Entscheidung über die Organvergabe vor Ort kommt diesem Transplantationsbeauftragten sicherlich eine ganz wesentliche Rolle zu, um die damit einhergehenden Probleme ein Stück weit zu beseitigen. Zwingend erforderlich wird es sein, dass der Beauftragte tatsächlich in der Praxis absolut weisungsfrei arbeitet und der Krankenhausleitung direkt angegliedert ist und somit als freies Bindeglied zwischen Krankenhausleitung und Kommission tätig werden kann. Hier sind nicht zuletzt die Länder bei der Ausgestaltung der ihnen eingeräumten Ausgestaltungsmöglichkeiten des Aufgabenbereiches des Transplantationsbeauftragten gefordert.

1 Rechtliche Grundlagen der Organtransplantation

Prüfkommission zur Überwachung der Koordinierungsstelle

Ein weiteres wesentliches Instrument zur Verbesserung der Organisation und Kontrolle der Organvergabe ist die gemäß § 11 Abs. 3 Satz 2 TPG neu geregelte Prüfkommission zur Überwachung der Arbeit der Koordinierungsstelle, also der Deutschen Stiftung Organtransplantation (DSO).

> **§ 11 Abs. 3 Satz 4 TPG:** Zur Erfüllung ihrer Verpflichtung nach Satz 3 setzen sie eine Kommission ein, die jeweils aus mindestens einem Vertreter des Spitzenverbandes Bund der Krankenkassen, der Bundesärztekammer und der Deutschen Krankenhausgesellschaft oder der Bundesverbände der Krankenhausträger gemeinsam und zwei Vertretern der Länder zusammengesetzt ist.

Sowohl die Koordinierungsstelle als auch die Transplantationszentren und die Entnahmekrankenhäuser sind verpflichtet, der Kommission zur Erfüllung ihrer Aufgaben die erforderlichen Unterlagen zur Verfügung zu stellen und die erforderlichen Auskünfte zu erteilen. Die Kommission ist wiederum verpflichtet, jegliche Erkenntnisse über Verstöße gegen das TPG oder die sonstigen Rechtsverordnungen an die zuständigen Behörden der Länder weiterzuleiten.

Es ist allerdings fraglich, ob eine solche Kommission auf Bundesebene tatsächlich in der Lage ist, etwaige Verstöße gegen die Vorgaben der Organverteilung vor Ort mehr als nur stichprobenartig zu überprüfen. Es erscheint deshalb von erheblichem Gewicht, welche ergänzenden vertraglichen bzw. landesgesetzlichen Regelungen dazu beitragen, dass der jeweilige Transplantationsbeauftragte vor Ort eng mit der Koordinierungsstelle zusammenarbeiten kann.

1 Rechtliche Grundlagen der Organtransplantation

1.3.4 Vorschriften über die Vermittlung bestimmter Organe

 Bei Herz, Niere, Leber, Lunge, Bauchspeicheldrüse und Darm handelt es sich um vermittlungspflichtige Organe, die nur in dafür zugelassenen Transplantationszentren gemäß § 10 TPG übertragen werden dürfen.

Die entsprechenden Transplantationszentren müssen nach § 108 SGB V für die Übertragung zugelassen sein und haben mit den anderen Transplantationszentren zusammenzuarbeiten, um die Entnahme von vermittlungspflichtigen Organen als Gemeinschaftsaufgabe zu organisieren. Hierzu besteht eine sog. Koordinierungsstelle, bei der auch die Bundesärztekammer, die deutsche Krankenhausgesellschaft, die Spitzenverbände der Krankenkassen und die Bundesverbände der Krankenhausträger beteiligt sind.

Sämtliche Krankenhäuser sind zudem verpflichtet, den Hirntod von Patienten, die als Organspender in Betracht kommen, dem zuständigen Transplantationszentrum mitzuteilen, welches sodann wiederum die Koordinierungsstelle unterrichtet, § 11 Abs. 4 TPG.

 Alle Krankenhäuser sind verpflichtet, in Betracht kommende tote Organspender dem zuständigen Transplantationszentrum mitzuteilen.

1.3.5 Verbot des Organhandels

Gem. § 17 TPG ist es verboten, mit Organen oder Gewebe, die einer Heilbehandlung eines anderen zu dienen bestimmt sind, Handel zu treiben. Es wurde schon angesprochen, dass die Organspende vom Grundsatz her unentgeltlich sein muss. Denkbar ist allenfalls eine Aufwandsentschädigung des Spenders, dessen Höhe allerdings im Einzelfall beurteilt werden muss.

Das TPG enthält in den §§ 18 ff. umfassende Regelungen zu Straf- und Ordnungswidrigkeitstatbeständen bezüglich des Handeltreibens, der nicht vorgesehenen Entnahme, der Übertragung oder des sich Übertragenlassens von

Organen. Vorgesehen ist hier eine Freiheitsstrafe bis zu fünf Jahren oder Geldstrafe. Ebenso strafbewährt ist die Entnahme, wenn die bereits beschriebenen, in §§ 3 und 4 TPG geregelten Voraussetzungen für die Entnahme und die Einwilligung der nächsten Angehörigen nicht gegeben sind (vgl. hierzu das Kapitel *„Strafrechtliche Aspekte der Transplantationsmedizin"*).

1.3.6 Die Richtlinien für die Wartelistenführung und Organvermittlung zur Organtransplantation

Wie bereits ausgeführt, ist ein Hauptkritikpunkt an der Systematik des Transplantationsrechts die Tatsache, dass die nähere Ausgestaltung der Kriterien für die Verteilung der Organe und sonstige wesentliche Fragen des Transplantationsrechts auf Basis von Richtlinien und Leitlinien demokratisch nicht legitimierten privatrechtlichen Institutionen übertragen wird, während es im Transplantationsgesetz letztlich im Wesentlichen nur zwei Vorgaben zu der Regelung der Vergabe gibt. Dies ist einerseits die gemäß § 10 Abs. 2 Nr. 2 TPG den Transplantationszentren übertragene Pflicht, bei der Aufnahme in die Warteliste insbesondere die Notwendigkeit und Erfolgsaussicht einer Organübertragung zu berücksichtigen und andererseits die Vorgabe an die Vermittlungsstellen gemäß § 12 Abs. 3 S. 1 TPG die Erfolgsaussichten und Dringlichkeit für geeignete Patienten als Kriterium heranzuziehen.

Es stellt sich hierbei die Frage, warum diese Vorgaben an die verschiedenen Institutionen unterschiedlich ausgestaltet sind. Dies macht es den verantwortlichen Institutionen sicherlich nicht leichter bei der Abfassung entsprechender Regelungswerke.

> Die Konkretisierung der Vorgaben des TPG erfolgt zunächst durch die bei der Bundesärztekammer angesiedelte ständige Kommission Organtransplantation, die entsprechende *„Richtlinien für die Wartelistenführung und Organvermittlung zur Organtransplantation"* erlassen hat, welche einen allgemeinen Teil und sodann weitere, auf die einzelnen Organe bezogene Teile, umfassen.

Deutschland ist eines der sieben Länder des Eurotransplant-Verbundes neben Slowenien, Österreich, Kroatien und den Benelux-Ländern. Bei der im nieder-

1 Rechtliche Grundlagen der Organtransplantation

ländischen Leiden angesiedelten Institution handelt es sich um eine Stiftung, die Organe nach den entsprechenden Vorgaben der jeweiligen Mitgliedsländer verteilt. Dementsprechend sind diese Vorgaben der einzelnen Länder wiederum in dem „Eurotransplant manual" niedergelegt, ein sehr umfassendes Regelungswerk, welches unterteilt in die einzelnen Organe auf die internen Regelungen der Mitgliedsländer Bezug nimmt.

Eurotransplant verteilt nach diesen Vorgaben als das „ungewöhnlichste Callcenter Europas" (Christina Berndt, Süddeutsche Zeitung, Beitrag von Freitag, den 04.Januar.2013, S. 3) die Organe von Toten an die Empfänger. Innerdeutsch wird diese Tätigkeit der Stiftung Eurotransplant ergänzt mit der Organisation der Organspende durch die Deutsche Stiftung Organtransplantation (DSO) sowie den Transplantationszentren und den Spenderkrankenhäusern. Die konkrete Organisation im Einzelfall obliegt sodann den beteiligten Chirurgen, Anästhesisten, Transporteuren und Pflegern.

Es darf hierbei nicht unerwähnt bleiben, dass allein im Hinblick auf die Vielzahl der Beteiligten und die sehr weiten Vorgaben des TPG, welches beispielsweise in § 11 Abs. 1 S. 1 pauschal die Organisation der Aufgabe der DSO als Koordinierungsstelle überträgt, die genaue Kompetenzverteilung und Hierarchie ansonsten aber weitgehend offenlässt, ein erheblicher letztlich nicht geregelter Bereich des Vergabeverfahrens vorhanden ist.

Der in den Anlagen dieses Buches aufgenommene Allgemeine Teil der *„Richtlinien für die Wartelistenführung und Organvermittlung zur Organtransplantation"* mit Stand vom 09.12.2012 zeigt zwar durchaus detailliert die einzelnen Schritte für die Aufnahme in die Warteliste und die Vermittlung postmortal gespendeter Organe auf. Allerdings sind im Grunde notwendige weitere Regelungen zwischen den Spenderkrankenhäusern und Transplantationszentren zur Erfüllung der postmortalen Organtransplantation als gemeinschaftlicher Aufgabe nicht vorhanden, so dass es durchaus gerade bei den beteiligten Krankenhäusern zu „Grauzonen" kommt.

Beispiel: Nicht klar geregelt sind die durchaus wichtigen Bereiche
- wann nach Feststellung des Hirntodes das Angehörigengespräch durchzuführen ist und
- wann die Entscheidung über die tatsächliche Durchführung der Organübertragung von wem zu erfolgen hat.

1 Rechtliche Grundlagen der Organtransplantation

Zwar sind entsprechend der Richtlinienvorgaben immer auch Koordinatoren der DSO in den Spendekrankenhäusern vor Ort. Wem schließlich im konkreten Fall welche Entscheidungen zu welchem Zeitpunkt obliegen, ist jedoch wie gesagt nicht klar geregelt. Diese vorhandenen „Grauzonen" konnten im Rahmen der jüngst aufgetretenen Manipulationen bei der Organvergabe von einigen Protagonisten ausgenutzt werden. Es bleibt abzuwarten, ob die zwischenzeitlichen Neuregelungen und die erheblich gestiegene öffentliche Aufmerksamkeit in der Lage ist, diese Regelungslücken zu füllen.
Die wesentlichen Inhalte des allgemeinen Teils der Richtlinie für die Wartelisteführung und Organvermittlung zur Organtransplantation seien im Folgenden dargestellt:

Allgemeine Grundsätze für die Aufnahme in die Warteliste zur Organtransplantation

Unter Bezugnahme auf die Regelungen des TPG wird die medizinische Indikation für die Organtransplantation sowie die Kontraindikation für die Organtransplantation festgelegt. Sodann wird die Entscheidung über die Aufnahme eines Patienten in die Warteliste, ihre Führung sowie über die Abmeldung eines Patienten einer ständigen, interdisziplinären und organspezifischen Transplantationskonferenz des Transplantationszentrums übertragen. Die genaue Ausgestaltung und Gewährleistung der Interdisziplinarität wird geregelt. Hinzu kommen Vorgaben bezüglich der Überprüfung und Dokumentation in Bezug auf den in die Warteliste aufzunehmenden Patienten.

 In Umsetzung des § 10 Abs. 2 Nr. 2 TPG nennt die Richtlinie als primäre Kriterien für die Aufnahme in die Warteliste die *Notwendigkeit* und *Erfolgsaussicht* und konkretisiert diese normativen Begriffe.

Schließlich wird der Inhalt der Aufklärung des aufzunehmenden Patienten geregelt und eine Abweichung von den Vorgaben der Richtlinie dann ermöglicht, wenn dies zur Überprüfung bisheriger und Gewinnung neuer Erkenntnisse der medizinischen Wissenschaft im Bereich der Organtransplantation erforderlich ist sowie die Vermittlungsstelle und die Bundesärztekammer zuvor unterrichtet wurde.

1 Rechtliche Grundlagen der Organtransplantation

Bezüglich der Vermittlung postmortal gespendeter Organe werden sodann zunächst die rechtlichen Grundlagen des TPG sowie die medizinischen Definitionen und Leitgedanken geregelt.

Allgemeine Grundsätze für die Vermittlung postmortal gespendeter Organe

Nach Aufzählung der vermittlungspflichtigen Organe (Herz, Lunge, Leber, Niere, Bauchspeicheldrüse und Darm postmortaler Spender) wird festgelegt, dass die Wartelisten der Transplantationszentren für das jeweilige Organ als bundeseinheitliche Warteliste zu behandeln sind und die Richtlinien für die Vermittlungsstelle sowie die Vermittlungsentscheidungen für die Transplantationszentren verbindlich sind.

Es wird Bezug genommen auf die gesetzlichen Vorschriften des TPG, die dann aber noch teilweise konkretisiert werden. In diesem Rahmen folgen sodann **wichtige Maßstäbe für Vergabekriterien**, die im Folgenden verkürzt dargestellt werden:

- Die erforderliche Erfolgsaussicht als Voraussetzung für die Vermittlung bemisst sich an der längerfristig ausreichenden Transplantatfunktion und einem damit gesicherten Überleben des Empfängers mit verbesserter Lebensqualität, wobei sich diese Erfolgsaussichten nach Organen, aber auch nach definierten Patientengruppen unterscheiden.
- Der Grad der Dringlichkeit bemisst sich an dem gesundheitlichen Schaden, der durch die Transplantation verhindert werden soll. Ohne Transplantation unmittelbar vom Tod bedrohte Patienten werden bei der Organvermittlung vorrangig berücksichtigt. Zusätzlich wird bei Kindern, Jugendlichen und Heranwachsenden die Beeinträchtigung oder anhaltende Störung der Entwicklung ohne Transplantation berücksichtigt.

> Die *Chancengleichheit* der Organzuteilung wird in den Richtlinien dahingehend definiert, dass die Aussicht auf ein vermitteltes Organ nicht vom Wohnort, sozialem Status, finanzieller Situation und der Aufnahme in die Warteliste eines bestimmten Transplantationszentrums abhängen darf.

1 Rechtliche Grundlagen der Organtransplantation

Es sollen hierbei schicksalshafte Nachteile möglichst ausgeglichen werden, hierzu dienen unter anderem die Berücksichtigung der Wartezeit und die relative Bevorzugung von Patienten mit einer seltenen Blutgruppe oder bestimmten medizinischen Merkmalen wie seltene Gewebeeigenschaften und Unverträglichkeit.

Sodann wird das Verfahren der Organvermittlung konkretisiert. So können die Transplantationszentren der Vermittlungsstelle ein eigenes Profil hinsichtlich der Akzeptanzkriterien für die Annahme von Spenderorganen sowie des einzelnen Patienten mitteilen.

Es gibt ergänzend Regelungen zur Allokation der vermittlungspflichtigen Organe, deren genauer Inhalt dann jedoch dem auf die einzelnen Organe bezogenen Besonderen Teil der Richtlinie zu entnehmen ist.

Ausdrücklich geregelt ist einerseits die Aufnahme in die Warteliste eines Patienten als Voraussetzung für die Organvermittlung sowie andererseits die Verpflichtung des Transplantationszentrums, einem aufgenommenen Patienten das für ihn allozierte Organ zu transplantieren. Hieraus ergibt sich gleichzeitig die Pflicht, dass das Transplantationszentrum über die Annahme eines Organangebots jederzeit unverzüglich entscheiden kann und ein akzeptiertes Organ auch unverzüglich transplantieren kann.

Sofern sich ein Transplantationszentrum etwaig länger als eine Woche von einem anderen Zentrum vertreten lässt, hat es alle Patienten der betroffenen Warteliste hierüber zu informieren.

Ein weiterer Abschnitt beschäftigt sich mit der Allokation von *eingeschränkt vermittelbaren Organen*.

Beispiel: Eine eingeschränkte Vermittlungsfähigkeit von Organen besteht insbesondere bei Funktionsminderungen oder Vorerkrankungen der Spender.

Es wird jedoch sogleich ausdrücklich klargestellt, dass wegen der Vielfalt von Ursachen und Einzelheiten eine exakte Definition von Kriterien zur Beurteilung der Einschränkung nicht möglich ist.

1 Rechtliche Grundlagen der Organtransplantation

> **Die Kriterien für die Einschränkung der Vermittlungsfähigkeit sind unter anderem:**
> - maligne Tumoren in der Anamnese
> - Drogenabhängigkeit
> - Virus-Hepatitis
> - Sepsis mit positiver Blutkultur
> - Meningitis
> - auch sogenannte Domino-Transplantate, die einem Empfänger im Rahmen der Transplantation eines Spenderorgans entnommen werden und anderen Patienten wiederum übertragen werden können, gelten als eingeschränkt vermittlungsfähig.

Solche eingeschränkten Implantate sind nur im Rahmen eines besonderen Verfahrens vermittlungsfähig. Diese besonderen Verfahren unterteilen sich in das

- modifizierte Vermittlungsverfahren auf Basis eines entsprechend besonderen Zentrums- und Patientenprofils und
- das beschleunigte Vermittlungsverfahren im Falle einer Kreislaufinstabilität des Spenders oder eines aus sonstigen Gründen drohenden Organverlustes bzw. bei Organen, die bereits von mehreren Zentren abgelehnt worden sind.

Schließlich regelt die Richtlinie noch die Evaluation der einzelnen Vermittlung und enthält eine Bezugnahme auf die im TPG geregelten Sanktionsmaßnahmen bei Verstößen gegen die Richtlinie zur Organvermittlung.

1.3.7 Verträge und Leitlinien

Gemäß § 11 Abs. 2 TPG regeln der Spitzenverband Bund der Krankenkassen, die Bundesärztekammer, die Deutsche Krankenhausgesellschaft oder die Bundesverbände der Krankenhausträger gemeinsam und die Koordinierungsstelle durch Vertrag das Nähere zu den Aufgaben der Koordinierungsstelle mit Wirkung für die Transplantationszentren und die Entnahmekrankenhäuser. Zu regeln sind hierbei insbesondere:

- die Anforderung an die im Zusammenhang mit einer Organentnahme zum Schutz der Organempfänger erforderlichen Maßnahmen sowie die Rahmenregelungen für die Zusammenarbeit der Beteiligten,
- die Zusammenarbeit und der Erfahrungstausch mit der Vermittlungsstelle,

1 Rechtliche Grundlagen der Organtransplantation

- die Unterstützung der Transplantationszentren bei Maßnahmen zur Qualitätssicherung,
- die Kosten der Koordinierungsstelle und der Entnahmekrankenhäuser einschließlich des Transplantationsbeauftragten.

Auf Basis dieses Vertrages wird die DSO sodann entsprechende Verfahrensanweisungen zur praktischen Umsetzung erstellen. Letztlich werden diese Verfahrensanweisungen aber weitgehend dem jetzigen „DSO-Leitfaden Organspende" entsprechen.

Der **„Leitfaden Organspende"** der DSO fasst die Vorgehensweise im Rahmen der Organtransplantation von der Feststellung einer Hirntodsymptomatik bei einem Patienten über die konkreten operativen Handlungsabläufe bis zum Abschluss einer Organspende sehr detailliert für die Transplantationszentren und Entnahmekrankenhäuser zusammen.

Im Anhang des Leitfadens finden sich zudem die weiteren Materialien wie das Protokoll zur Feststellung des Hirntodes, der Spender-Anamnesebogen und die Leitlinie zur Dokumentation von Ablauf, Inhalt und Ergebnis der Beteiligung Dritter bei fehlender schriftlicher Einwilligung des Verstorbenen gemäß § 4 Abs. 4 TPG.
Dem Entnahmekrankenhaus werden zudem von der DSO **„Leitlinien für die Organentnahme"** zur Verfügung gestellt, die den Mitarbeitern konkrete Handlungsanweisungen zu Ablauf und Verantwortlichkeiten geben und diesen zur Kenntnis gebracht werden müssen. Diese sind zugleich eine gute Zusammenfassung der Vorgehensweise und haben folgenden Wortlaut (Quelle: http://www.dso.de/uploads/tx_dsodl/TXB-Leitlinien.pdf):

- Wird bei einem Patienten mit akuter Hirnschädigung im Verlauf der Therapie ein unbeeinflussbar fortschreitender Verlust der Hirnstammfunktionen beobachtet, ist der diensthabende Oberarzt der Abteilung unverzüglich zu benachrichtigen.
- Er oder ein anderer autorisierter Mitarbeiter der Abteilung nimmt Kontakt mit der Organisationszentrale der Deutschen Stiftung Organtransplantation (DSO) auf.

1 Rechtliche Grundlagen der Organtransplantation

- In einem orientierenden Konsil wird der klinische Verlauf und das weitere Vorgehen (Ausschluss einer medizinischen Kontraindikation zur Organspende, Feststellung des Todes, Betreuung der Angehörigen bzw. Klärung der Einwilligung, Benachrichtigung der Staatsanwaltschaft bei nicht-natürlicher Todesursache) zwischen dem Mitarbeiter und dem Koordinator der DSO beraten. Dabei ist bis zum festgestellten Tod die Anonymität des Patienten zu wahren.
- Die Feststellung des Todes schließt die Behandlung der Grunderkrankung ab. Danach dienen die intensivmedizinischen Maßnahmen zur Funktionserhaltung der übertragbaren Organe.
- Wir möchten ausdrücklich darauf hinweisen, dass die Hinterbliebenen grundsätzlich erst um eine Entscheidung zur Organspende gebeten werden, nachdem sie über den eingetretenen Tod ihres Angehörigen informiert worden sind. Das Gespräch führt der diensthabende Oberarzt oder der dienstälteste Arzt der Abteilung, um die Bedeutung der Situation und des Anliegens zu unterstreichen. Der hinzugezogene Koordinator der DSO vervollständigt dabei den Informationsstand der Hinterbliebenen. Das gesamte Personal der Intensivstation steht den Trauernden in dieser schwierigen Situation einfühlsam und hilfreich zur Seite.
- Nach erteilter Zustimmung werden die notwendigen Schritte zur Umsetzung der Organspende zwischen der DSO und den involvierten Mitarbeitern der betroffenen Abteilungen abgestimmt und umgesetzt.
- Der durch die Krankenhausleitung festgelegte Datensatz jeder Spendermeldung wird unverzüglich an den Transplantationsbeauftragten des Hauses weitergeleitet.
- Der Ablauf und die Ergebnisse jeder Spendermeldung werden im Rahmen der regelmäßigen Dienstbesprechungen unter Einbeziehung des Transplantationsbeauftragten und des Koordinators der DSO vorgetragen und diskutiert.

1.4 Organentnahme beim lebenden Spender

Eine Niere oder Teile der Leber können beim lebenden Spender entnommen werden, da der Mensch mit einer Niere lebensfähig ist und Leberteile sowohl beim Spender als auch beim Empfänger wieder auf Normalgröße anwachsen. Beim lebenden Organspender ist sowohl die Volljährigkeit und Einwilligungsfähigkeit als auch die in § 8 Abs. 2 TPG genau vorgeschriebene Aufklärung durch einen Arzt und schriftliche Einwilligung des Patienten in Anwesenheit eines weiteren Arztes erforderlich.

1 Rechtliche Grundlagen der Organtransplantation

> **§ 8 Abs. 2 Satz 1 TPG:** Der Spender ist durch einen Arzt in verständlicher Form aufzuklären über
> 1. den Zweck und die Art des Eingriffs,
> 2. die Untersuchungen sowie das Recht, über die Ergebnisse der Untersuchungen unterrichtet zu werden,
> 3. die Maßnahmen, die dem Schutz des Spenders dienen, sowie den Umfang und mögliche, auch mittelbare Folgen und Spätfolgen der beabsichtigten Organ- oder Gewebeentnahme für seine Gesundheit,
> 4. die ärztliche Schweigepflicht,
> 5. die zu erwartende Erfolgsaussicht der Organ- oder Gewebeübertragung und die Folgen für den Empfänger sowie sonstige Umstände, denen er erkennbar eine Bedeutung für die Spende beimisst, sowie über
> 6. die Erhebung und Verwendung personenbezogener Daten.

Der Spender und die beiden Ärzte haben das Aufklärungs- und Einwilligungsdokument zu unterschreiben. Zur Beurteilung der korrekten Aufklärung und Einwilligung sowie der sonstigen Voraussetzungen für die Spende sind die nach Landesrecht benannten Kommissionen zuständig, die vor dem Eingriff gutachtlich Stellung genommen haben müssen, § 8 Abs. 3 Satz 2 TPG.

Zudem muss der Patient nach ärztlicher Beurteilung als Spender geeignet und nicht über das Operationsrisiko hinaus gefährdet sein. Die Übertragung des Organs auf den vorgesehenen Empfänger muss geeignet sein, das Leben dieses Menschen zu erhalten oder bei ihm eine schwerwiegende Krankheit zu heilen, ihre Verschlimmerung zu verhüten oder ihre Beschwerden zu lindern. Ein geeignetes Organ eines toten Spenders darf zu diesem Zeitpunkt nicht zur Verfügung stehen.

> Die Entnahme von Organen, die sich nicht wieder bilden können, ist beschränkt auf die Übertragung auf Verwandte ersten und zweiten Grades, Ehegatten, Lebenspartner, Verlobte oder andere Personen, die dem Spender in besonderer persönlicher Verbundenheit offenkundig nahe stehen.

Die Organentnahme bei lebenden Organspendern ist weitgehend beschränkt auf dem Spender nahe stehende Personen.
Gem. § 8 Abs. 3 S. 1 TPG muss der Spender sich schließlich noch zur Teilnahme an einer ärztlich empfohlenen Nachbetreuung bereit erklärt haben.

1 Rechtliche Grundlagen der Organtransplantation

Ergänzend zu den Regelungen des TPG sind auch die von der Bundesärztekammer im Deutschen Ärzteblatt vom 01.12.2000, Seiten A 3287 f. veröffentlichten „Empfehlungen zur Lebendorganspende" zu beachten. Diese befassen sich sowohl mit den erforderlichen Bedingungen für die Lebendorganspende als auch mit der Aufklärung und versicherungsrechtlichen Absicherung des Spenders (http://www.baek.de/downloads/lebendorg.pdf).

Ergänzt wird dies schließlich durch die von der Ständigen Kommission Organtransplantation der Bundesärztekammer im Januar 2004 veröffentlichten „Positionen zur Lebendorganspende", die sich insbesondere mit den Grenzen und Risiken der Lebendorganspende befasst (http://www.baek.de/downloads/positionenlebendorganspende20040206.pdf)

Exkurs: Verwendung von Blutprodukten

Die Blutspende und die Anwendung von Blutprodukten sind nicht im TPG geregelt, sondern im „Gesetz zur Regelung des Transfusionswesens", dem Transfusionsgesetz (TFG) vom 01.07.1998.

Während sich die ersten beiden Abschnitte des Gesetzes mit der Blutspende als Gewinnung von Blut und Blutbestandteilen in mit einem Versorgungsauftrag versehenen Spendeeinrichtungen befassen, betreffen die übrigen Abschnitte auch die Anwendung von Blutprodukten in der operativen Praxis.

Durchführung von Infusionen

Maßgeblich ist zunächst die ärztlich festgestellte Indikation für die Gabe von Blutprodukten. Die in § 13 TFG angesprochenen Anforderungen an die Identitätssicherung, die vorbereitenden Untersuchungen, einschließlich der vorgesehenen Testung auf Infektionsmarker und Direktrückstellproben sowie die Technik der Anwendung sind im Einzelnen den hierzu ergangenen „Richtlinien zur Gewinnung von Blut- und Blutbestandteilen und zur Anwendung von Blutprodukten (Hämotherapie)", den sog. „Hämotherapie-Richtlinien", die von der Bundesärztekammer in Umsetzung einer entsprechenden EG-Richtlinie erlassen wurde, zu entnehmen. Sie wurden in ihrer 2010 novellierten Fassung im Bundesanzeiger am 09.07.2010 veröffentlicht und können z.B. über die Homepage

1 Rechtliche Grundlagen der Organtransplantation

der Bundesärztekammer abgerufen werden (http://www.bundesaerztekammer.de/downloads/RiliHaemotherapie2010.pdf). Ergänzt werden diese Richtlinien durch die *„Querschnitts-Leitlinien (BÄK) zur Therapie mit Blutkomponenten und Plasmaderivaten"*, ebenfalls abrufbar über die Homepage der Bundesärztekammer (http://www.bundesaerztekammer.de/downloads/Querschnittsleitlinie_Gesamtdokument-deutsch_07032011.pdf).

Während die Richtlinie die Qualitätssicherungsstandards setzt, hat die Leitlinie die medizinisch-technische Seite zum Inhalt. Es gibt jedoch auch Überschneidungen.

Der Vorteil dieser strengen und dezidierten Vorgaben ist, dass der Arzt sich im Rechtsstreit darauf berufen kann, dass er sich an diese Vorgaben gehalten und damit den anerkannten Stand der medizinischen Wissenschaft und Technik beachtet hat.

> **Beispiel:** Die Gerichte erkennen die Richtlinien als Maßstab für den Arzt an, und dem zu Schaden gekommenen Patienten obliegt es, diese Vermutung zugunsten der Richtlinie zu widerlegen, was ihm jedoch selten gelingen wird.

Zu beachten ist hierbei, dass die Verantwortung für die richtige Indikationsstellung für die Infusion sowohl der verschreibende als auch der anwendende Arzt tragen. Allerdings kann sich der anwendende Arzt hierbei zunächst auf die Entscheidung des verschreibenden Arztes verlassen, nur wenn es offensichtlich ist, dass eine Transfusion nicht angezeigt ist, ist der Transfusionsarzt verantwortlich, wenn er dennoch die Transfusion durchführt.

Maßgeblich sind auch hier die genannten Hämotherapie-Richtlinien, die z.B. für die Identitätssicherung eine Testung unmittelbar vor der Transfusion durch den anwendenden Arzt vorsehen. Dieser sog. „Bedside-Test" dient der Absicherung der Übereinstimmung zwischen Patientenblut und Blutkonserve. Er dient also einer Absicherung von vital notwendigen Voraussetzungen der Transfusion, für die etwa der durchführende Anästhesist voll verantwortlich ist.

1 Rechtliche Grundlagen der Organtransplantation

Beispiel: Verabreicht eine sich in der Weiterbildung zur Fachärztin für Anästhesie befindliche Ärztin einem Patienten mit der Blutgruppe B zwei Blutkonserven der Blutgruppe A aufgrund unterlassener Bedside-Testung und verstirbt der Patient daraufhin, geht die Rechtsprechung von einem besonders groben Verschulden aus mit der Folge von Schadensersatz- und Schmerzensgeldansprüchen der Angehörigen (vgl. BAG, NZA 1998, 310).

Für die nach § 15 TFG vorgesehene Qualitätssicherung enthalten die Hämotherapie-Richtlinien ebenfalls dezidierte Vorgaben. Von besonderer Wichtigkeit sind hierbei die Verantwortungsträger, die jede Klinik bestellen muss. Es handelt sich um den Transfusionsverantwortlichen als Verantwortlichen für die Organisation und den Transfusionsbeauftragten, der für die jeweilige Abteilung die Durchführung der festgelegten Aufgaben sicherstellt. Zudem ist in Einrichtungen mit bestimmtem Leistungsspektrum zusätzlich noch ein Qualitätsbeauftragter für die Hämotherapie zu bestellen, der die Qualitätssicherungssysteme überwacht. Für alle drei Verantwortungsbereiche regeln die Richtlinien umfassend die Aufgabenbereiche und Qualifikationsmerkmale.

Im Qualitätssicherungssystem der Richtlinie sind auch Hinweise darauf zu finden, welche Infusionen delegationsfähig sind. Dies ist bei subkutanen und intramuskulären Verabreichungen regelmäßig der Fall, sofern es sich um entsprechend ausgebildete und erfahrene Pflegekräfte handelt. Die intravenöse Anwendung ist jedoch allenfalls an nicht ärztliches Personal übertragbar, wenn dieses einen entsprechenden spezifischen Fortbildungsnachweis erbringen kann.

Aufklärung und Einwilligung

Wie bei jeglichen anderen ärztlichen Eingriffen auch, hat die Aufklärung des Patienten über die Transfusion vor Durchführung der Maßnahme durch den behandelnden Arzt zu erfolgen. Die Schriftlichkeit der Einwilligung ist nicht zwingend vorgeschrieben.

In der Praxis gibt es gelegentlich Probleme mit Angehörigen besonderer Religionsgemeinschaften, insbesondere der Zeugen Jehovas. Vom Grundsatz her ist die Transfusion ein medizinischer Eingriff, der nicht gegen den Willen des

1 Rechtliche Grundlagen der Organtransplantation

Patienten erfolgen darf. Dieser Umstand kann durchaus zu einer Lebensgefährdung dieser Personen führen. Der Arzt befindet sich hier in einem erheblichen Dilemma, da die Rechtsprechung entschieden hat, dass einem Zeugen Jehovas, dem gegen seinen ausdrücklich erklärten Willen Blut transfundiert wird, unter bestimmten Umständen Schmerzensgeldansprüche zustehen. Allerdings erkennt die Rechtsprechung das Dilemma des behandelnden Arztes und hält es für zumutbar, dass der Zeuge Jehovas sich für die Durchführung eines Eingriffes, bei dem es möglicherweise zur Notwendigkeit einer Transfusion kommt, an einen Arzt wendet, der bereit ist, ihm im Hinblick auf seinen Glauben auch eine lebensnotwendige Transfusion nicht zu verabreichen (vgl. OLG München, Urteil vom 31.01.2002, Az. 1 U 4705/98). Im Hinblick darauf, dass sich der Arzt bei einer unterlassenen Bluttransfusion sehr schnell dem Vorwurf einer fahrlässigen Tötung aussetzen kann, ist eine solche Verweigerung und insbesondere die eingehende Aufklärung des Patienten über die Folgen dieser Verweigerung auf das genaueste schriftlich festzuhalten.

Bei nicht Geschäftsfähigen, deren gesetzliche Vertreter (z.B. Eltern eines Kindes) die Transfusion verweigern, ist das Vormundschaftsgericht einzuschalten, welches sich in aller Regel über den Willen der Eltern hinwegsetzen und die Transfusion erlauben wird.

Kommt eine intra- oder postoperative Transfusion von Fremdblut für den Arzt erkennbar ernsthaft in Betracht, so ist der Patient immer auch über das Risiko einer Infektion mit Hepatitis und AIDS aufzuklären. Nach der Rechtsprechung des BGH ist der Patient zudem auf die Möglichkeit einer Eigenblutspende als Alternative zur Transfusion von fremden Blut hinzuweisen, soweit für den Patienten die Möglichkeit der Eigenblutspende gegeben ist (BGH, Urteil vom 17.12.1991, Az. VI ZR 40/91). Ist eine solche Aufklärung z.B. aufgrund einer Notfalllage nicht möglich, so ist der Patient jedenfalls nachträglich über die Gefahr der Infektion aufzuklären, zudem ist ihm zu einem HIV-Test zu raten (BGH, Urteil vom 14.06.2005, Az. VI ZR 179/04). Diese Rechtsprechung basiert zwar auf einem Infektionsfall im Jahr 1985, und bezieht sich damit auf einen Zeitpunkt, zu dem die Gefahr der Infektion mit AIDS durch Blutkonserven noch größer war. Gleichwohl sollten diese Grundsätze auch aus jetziger Sicht noch berücksichtigt werden.

1 Rechtliche Grundlagen der Organtransplantation

Dokumentation, Datenschutz

Nach § 14 TFG hat der behandelnde Arzt jede Anwendung von Blutprodukten und von gentechnisch hergestellten Plasmaprodukten zu dokumentieren.

> **§ 14 Abs. 1 Satz 2 TFG:** Die Dokumentation hat die Aufklärung und die Einwilligungserklärungen, das Ergebnis der Blutgruppenbestimmung, soweit die Blutprodukte blutgruppenspezifisch angewendet werden, die durchgeführten Untersuchungen sowie die Darstellung von Wirkungen und unerwünschten Ereignissen zu umfassen.

Die angewendeten Blutprodukte sind zudem gem. § 14 Abs. 2 TFG umfassend mit den entsprechenden Patientendaten, den Chargenbezeichnungen, den pharmazeutischen Angaben und dem Datum und der Uhrzeit der Anwendung zu dokumentieren. Diese Vorschriften gelten auch für die Eigenblutanwendung.

Die Aufbewahrungspflicht geht bei diesen Dokumentationen über die übliche 10-jährige Zeit hinaus und beträgt mindestens 15 Jahre. Die genannten personen- und produktbezogenen Daten sind sogar mindestens 30 Jahre lang aufzubewahren.

Neben der Eigennutzung der Daten durch den Krankenhausträger darf die Dokumentation auch zuständigen Behörden zur Verfolgung von Straftaten, die im engen Zusammenhang mit der Anwendung von Blutprodukten stehen, übermittelt werden, § 14 Abs. 4 TFG.

Nicht angewendete Blutprodukte

Sämtliche Blutprodukte sind vom Krankenhausträger sachgerecht im Blutdepot aufzubewahren, § 17 TFG. Die Qualität des Blutproduktes darf durch die Lagerung und auch durch den Transport nicht beeinträchtigt werden. Näheres ist wiederum den Qualitätssicherungsvorschriften der Hämotherapie-Richtlinie zu entnehmen.

Nicht angewendete Eigenblutentnahmen dürfen nicht an anderen Personen angewendet werden. Sollen die Blutprodukte anders als im TFG verwendet werden, so ist hierfür die Zustimmung des Spenders erforderlich. In der entsprechenden Spendervereinbarung ist eine solche andere Verwendung aufzunehmen.

Beispiel: Soll ein Blutprodukt nicht zur Blutspende, sondern zu Forschungsaufgaben herangezogen werden, so ist hierfür die Zustimmung des Spenders erforderlich.

1 Rechtliche Grundlagen der Organtransplantation

2 Strafrechtliche Aspekte der Transplantationsmedizin

Ärzte in der Transplantationsmedizin kämpfen tagtäglich um das Leben der ihnen anvertrauten Patienten. Aufgrund des eklatanten Mangels an Spenderorganen sterben in Deutschland täglich drei Menschen, während sie auf ein benötigtes Organ warten (vgl. www.ärztezeitung.de/extras/druckansicht/?sid =829205&pid=824342).

Wie die in den Jahren 2012 und 2013 gegen Ärzte an vier Transplantationszentren in Göttingen, Regensburg, München und Leipzig eingeleiteten Verfahren zeigen, gab es möglicherweise Ärzte, die sich mit dem durch den Organmangel bedingten Schicksal ihrer Patienten nicht mehr abfinden wollten: Es wird seitens der Ermittlungsbehörden der Vorwurf erhoben, dass Ärzte möglicherweise Laborwerte „manipuliert" und Dialysen „erfunden" haben sollen, damit die von ihnen betreuten Patienten kränker erschienen, als sie tatsächlich gewesen sind und somit die Dringlichkeit des Organbedarfes gegenüber Eurotransplant stieg (vgl. www.ärztezeitung.de, a.a.O.). Bei einem erhöhten MELD-Score steigt regelmäßig die Chance, ein verfügbares Spenderorgan zu erhalten. So wird etwa im Bereich der Lebertransplantation durch das *Model for End-stage Liver Disease* (MELD) die Schwere der Lebererkrankung durch Leber- und Blutwerte definiert, so dass die Dringlichkeit, mit der ein Patient eine Leber benötigt mit zunehmendem Wert steigt.

Nicht ausschließbar mögen dabei auch Prestigegründe eine Rolle gespielt haben, denn nicht nur das wissenschaftliche Renommee eines Transplantationsmediziners hängt untrennbar mit der Anzahl der durchgeführten Transplantationen zusammen. Hinzu kommt, dass Gründung und Unterhalt eines Transplantationszentrums erhebliche Kosten verursachen, die sich nur durch eine adäquate Zahl von durchgeführten Transplantationen erwirtschaften lassen, weshalb die Transplantationszentren durchaus im Wettbewerb um die Patienten untereinander stehen.

Dem ehemaligen Leiter der Transplantationschirurgie eines Deutschen Universitätsklinikums wird sogar vorgeworfen, in neun Fällen falsche Gesundheitsdaten von Patienten gemeldet zu haben sowie in zwei weiteren Fällen eine Lebertransplantation vorgenommen zu haben, ohne dass eine entsprechen-

2 Strafrechtliche Aspekte der Transplantationsmedizin

de Indikation vorgelegen hätte (www.ärztezeitung.de/extras/druckansicht/?s id=829602&pid=824091). Für die ermittelnde Staatsanwaltschaft besteht der dringende Verdacht des versuchten Totschlages, der schweren Körperverletzung sowie der Körperverletzung mit Todesfolge (vgl. www.ärztezeitung.de, a.a.O), weshalb Untersuchungshaft angeordnet wurde. Die ermittelnde Staatsanwaltschaft geht davon aus, dass aufgrund der Knappheit von Spenderorganen andere Patienten, die lebensbedrohlich erkrankt gewesen waren, kein Organ erhielten und möglicherweise aus diesem Grund verstorben sind (vgl. www.ärztezeitung.de, a.a.O).

Auch das Vorkommen derartiger Vorfälle dürfte dazu geführt haben, dass das am 01.08.2012 in Kraft getretene Gesetz zur Änderung des Transplantations- und Gewebegesetzes (TPG) ein umfassendes Verbot des Handelns mit Organen oder Geweben enthält und dieses in den §§ 18, 19 und 20 mit umfangreichen Straf- und Bußgeldvorschriften versehen worden ist.

2.1 Verbot des Organ- und Gewebehandels (§ 17 TPG)

 Nach § 17 Abs. 1 TPG ist es grundsätzlich verboten, mit Organen oder Geweben, die einer Heilbehandlung eines anderen zu dienen bestimmt sind, Handel zu treiben.

Nicht unter dieses Verbot fällt die Gewährung oder Annahme eines angemessenen Entgeltes für die Entnahme, die Konservierung, die weitere Aufbereitung, die Aufbewahrung oder die Beförderung der Organe oder Gewebe, soweit diese Maßnahmen zur Erreichung des Ziels (Heilbehandlung) geboten sind (§ 17 Abs. 1 Nr. 1 TPG). Die Frage der Angemessenheit des Entgeltes wird sich dabei an den für die Maßnahmen üblichen und allgemein entstehenden Kosten orientieren. Die Zahlung von darüber hinausgehenden „Prämien", „Belohnungen" oder sonstigen Zuwendungen soll unterbunden werden, da mit solchen Zahlungen erfahrungsgemäß ein Anreiz für eine Bevorzugung verbunden ist.

2 Strafrechtliche Aspekte der Transplantationsmedizin

Vom Organ- und Gewebehandelsverbot ferner ausgenommen sind Arzneimittel, die aus oder unter Verwendung von Organen oder Geweben hergestellt sind und den Vorschriften über Zulassung oder Registrierung des Arzneimittelgesetzes unterliegen (§ 17 Abs. 1 Nr. 2 TPG). Derartige Arzneimittel dürfen also weiterhin gehandelt werden, auch wenn sie aus oder unter Verwendung von Organen und Geweben hergestellt worden sind.

§ 17 Abs. 2 TPG verbietet schließlich auch die Entnahme, die Übertragung auf einen anderen Menschen oder das sich Übertragenlassen von Organen oder Geweben, die nach § 17 Abs. 1 Gegenstand des verbotenen Handeltreibens sind. Organe oder Gewebe, mit denen unzulässigerweise Handel betrieben werden soll, dürfen also weder entnommen noch übertragen werden (die Vorschrift richtet sich insoweit gegen Ärzte), noch darf man sich solche übertragen lassen. Es ist also auch der potenzielle Empfänger (Patient) in das Organ- und Gewebehandelsverbot einbezogen.

2.1.1 Handeltreiben

Tathandlung des § 17 TPG ist das Handeltreiben mit Organen oder Geweben. Dabei bleibt zunächst fraglich, was unter dem Begriff „Handeltreiben" zu verstehen ist, denn das TPG enthält keine Definition des Handeltreibens. Der Begriff weckt allerdings Assoziationen zum Betäubungsmittelrecht, welches in § 29 BtmG das Handeltreiben mit Betäubungsmitteln unter Strafe stellt. Dort sind unter Handeltreiben alle eigennützigen Bemühungen zu verstehen, die darauf gerichtet sind, den Umsatz zu ermöglichen oder zu fördern, selbst wenn es sich nur um eine einmalige oder auch nur vermittelnde Tätigkeit handelt (Körner, BtmG, 7. Aufl. 2012, Rdnr. 140 zu § 29 BtmG m.w.N.).

Während allerdings die weite Auslegung des Begriffes Handeltreiben angesichts der Besonderheiten des illegalen Rauschgifthandels, der durch Arbeitsteilung und Tarnung gekennzeichnet ist, für das Betäubungsmittelrecht durchaus sinnvoll ist, erscheint für das Transplantationsrecht ganz im Gegenteil eher eine äußerst enge Auslegung dieses Begriffes ratsam: So sind Verbrauch und Vertrieb von Betäubungsmitteln zu Recht gesellschaftlich unerwünscht und gesetzgeberisch sanktioniert, dagegen ist die Transplantation als Heilbehandlung grundsätzlich erwünscht und soll gesetzgeberisch gefördert werden. Unerwünscht im Bereich der Transplantation ist lediglich jegliche Kommerzialisierung, welche in der Regel aus persönlicher Gewinnerzielungsabsicht betrieben wird.

2 Strafrechtliche Aspekte der Transplantationsmedizin

Die Tatsache, dass in der Gesetzesbegründung zum Transplantationsgesetz auch noch ausdrücklich auf die umfangreiche Rechtsprechung zur Auslegung des Begriffes „Handeltreiben" im Betäubungsmittelrecht verwiesen wird, muss daher als wenig sachgerecht verwundern. So sprechen auch die phänomenologischen Aspekte (Oglakcioglu, Mustafa: Zum strafbaren Handeltreiben mit Organen gem. §§ 17, 18 TPG, S. 385, www.HRR-Strafrecht.de) gegen eine solche Übertragung der Begriffsdefinition auf das Transplantationsgesetz.

Anders als Betäubungsmittel retten Organe ausschließlich Leben und wirken niemals schädlich, anders als Betäubungsmittel können diese nicht synthetisch hergestellt oder natürlich angebaut werden, sondern stellen ein knappes, nicht „produzierbares" Gut dar, sie müssen aufgrund der äußerst geringen Zeitspanne, während der sie nach ihrer Entnahme nur verwertbar sind, unmittelbar einem „passenden" Empfänger eingesetzt werden und können anders als Betäubungsmittel auch keine marktmäßig „handelbare" und profitabel absetzbare Ware sein, da es kein „großes Potenzial an Abnehmern" gibt (Oglakcioglu, a.a.O., S. 385).

2.1.2 Angemessenes Entgelt

Die vom Gesetzgeber in § 17 Abs. 1 TPG vorgenommene, vollständige Missbilligung jeder Kommerzialisierung widerspricht aber auch der „legalen" Transplantationspraxis: So erfolgen letztlich alle erlaubten Handlungen im Rahmen der Organtransplantation wie Entnahme, Aufbereitung, Transport und das Einsetzen beim Spender ausnahmslos gegen Entgelt. Das gesamte Transplantationswesen an den Universitätskliniken erfolgt ausschließlich kommerziell, d.h. die Transplantation zu Heilzwecken ist wie das gesamte Heilwesen letztlich auf Gewinnerzielung ausgelegt.

Dieser Problematik wollte der Gesetzgeber offenbar mit der Regelung des § 17 Abs. 1 Satz 2 Nr. 1 Rechnung tragen, wonach die Gewährung bzw. Annahme eines angemessenen Entgeltes für die Entnahme, Konservierung, Aufbereitung, Aufbewahrung oder Beförderung der Organe dann nicht tatbestandsmäßig ist, wenn die Maßnahme zur Erreichung des Ziels der Heilbehandlung geboten ist. Welches Entgelt im konkreten Fall „angemessen" ist, definiert das Transplantationsgesetz wiederum nicht. In der Intention des Gesetzgebers dürfte daher auch weniger eine absolute Höhe des Entgeltbetrages gelegen haben, als vielmehr die Absicht, ein Entgelt dann zu pönalisieren, wenn dieses im Sinne einer Zuwendung für pflichtwidrige Leistungen gezahlt werden soll.

2.2 Strafandrohung Organ-/Gewebehandel (§ 18 TPG)

Nach der Strafvorschrift des § 18 TPG ist ein entgegen dem Verbot des Organ- und Gewebehandels (§ 17 TPG) vorgenommener Handel bzw. das Übertragen oder sich Übertragenlassen eines solchen Organs oder Gewebes mit einer Freiheitsstrafe von bis zu fünf Jahren oder Geldstrafe bestraft. Strafrechtlich gesehen handelt es sich dabei um einen Vergehenstatbestand (§ 12 StGB).
Erfolgt der Organ- oder Gewebehandel gewerbsmäßig, ist der Strafrahmen allerdings gemäß § 18 Abs. 2 TPG erhöht (von einem Jahr bis zu fünf Jahren).
Gewerbsmäßig handelt nach allgemeiner strafrechtlicher Definition, wer sich aus wiederholter Tatbegehung eine nicht nur vorübergehende Einnahmequelle von einigem Umfang verschaffen möchte, ohne dass er daraus ein „kriminelles Gewerbe" zu machen braucht (vgl. Fischer, StGB, 59. Aufl. 2012, Rdnr. 62 vor § 52 StGB). Gewerbsmäßigkeit beinhaltet somit eine subjektive Komponente. Dies kann schon durch die erste der ins Auge gefassten Tathandlungen der Fall sein (Fischer, StGB, a.a.O.). Es ist Wiederholungsabsicht erforderlich. Das Gewinnstreben muss von einer gewissen Intensität gekennzeichnet sein, entweder bezüglich des erstrebten Gewinnes oder hinsichtlich der Nachhaltigkeit der Tätigkeit, wobei es sich nicht um die Haupteinnahmequelle des Täters handeln muss (vgl. Fischer, StGB, a.a.O.). Kennzeichen der Gewerbsmäßigkeit ist nicht schon die Absicht, durch Verwertung eines durch die Tat erlangten Gegenstandes einen Gewinn zu erzielen, sondern das Bestreben sich durch wiederholte Begehung entsprechender Taten eine Einnahmequelle zu erschließen (vgl. Fischer, StGB, a.a.O., m.w.N.).
Auch der Versuch des Organ- und Gewebehandels ist strafbewehrt (§ 18 Abs. 3 TPG).
Für die Organ- oder Gewebeempfänger sieht § 18 Abs. 4 TPG eine in das Ermessen des Gerichts gestellte Strafmilderungsmöglichkeit vor. Der Patient, der sich entgegen §§ 17, 18 TPG ein Organ oder Gewebe übertragen lässt, wird also aufgrund eines besonderen gesetzlichen Milderungsgrundes (§ 49 StGB)

regelmäßig eine geringere Strafe zu erwarten haben, als derjenige, der das Organ handelt oder entnimmt.

§ 5 Nr. 15 StGB unterstellt den Organ- und Gewebehandel auch dann dem Geltungsbereich des Deutschen Strafrechts, wenn er von Deutschen im Ausland begangen wird, also z.B. eine Vermittlungstätigkeit vom Ausland aus (durch deutsche Staatsangehörige) unternommen wird (BT-Drucks.13/4355,32).

2.3 Weitere Strafvorschriften (§ 19 TPG)

§ 19 TPG stellt eine Reihe weiterer Verstöße gegen Vorschriften des Transplantationsgesetzes unter Strafe.

> **So wird mit Freiheitsstrafe bis zu fünf Jahren oder Geldstrafe insbesondere bestraft, wer**
> - Organe oder Gewebe bei einer minderjährigen oder einwilligungsunfähigen Person entnimmt (§ 8 Abs. 1 Nr. 1a TPG),
> - Organe oder Gewebe bei einer Person entnimmt, die nicht gemäß § 2 Abs. 2 Satz 1 TPG aufgeklärt und in die Spende eingewilligt hat (§ 2 Abs. 2 Satz 2 TPG),
> - den Eingriff vornimmt, obwohl er nicht Arzt ist (§ 8 Abs. 1 Nr. 4 TPG).

Dies gilt in gleicher Weise, wenn Organe oder Gewebe zum Zwecke der Rückübertragung bei einer lebenden Person entnommen werden. Die Entnahme ist ferner strafbewehrt, wenn die Entnahme und Rückübertragung des Organes oder Gewebes nicht im Rahmen einer medizinischen Behandlung erfolgt und nach dem allgemeinen anerkannten Stand der medizinischen Wissenschaft für diese Behandlung erforderlich ist.

Bei nicht einsichtsfähigen oder willensfähigen Personen ist die Entnahme strafbewehrt, wenn nicht der gesetzliche Vertreter oder ein Bevollmächtigter aufgeklärt worden ist und entsprechend eingewilligt hat bzw. die bürgerlich rechtlichen Vorschriften über die Ausübung der elterlichen Sorge bzw. des Betreuungsrechtes nicht beachtet worden sind.

Bei der Entnahme von Organen oder Geweben zur Rückübertragung bei einem lebenden Embryo oder Fötus droht ebenfalls eine strafrechtliche Sanktion, sofern nicht der Arztvorbehalt beachtet worden ist bzw. die Behandlung nach dem medizinischen Stand der Wissenschaft erforderlich war und die Schwangere entsprechend aufgeklärt worden ist und eingewilligt hat bzw. bei

2 Strafrechtliche Aspekte der Transplantationsmedizin

mangelnder Einsichts- und Einwilligungsfähigkeit die Regeln der bürgerlich rechtlichen Betreuung beachtet worden sind. Bei der Lebendspende ist darüber hinaus die Entnahme einer Niere, eines Teils der Leber oder anderer nicht regenerierungsfähiger Organe nur zulässig zum Zwecke der Übertragung auf Verwandte ersten oder zweiten Grades, Ehegatten, eingetragene Lebenspartner, Verlobte oder andere Personen, die dem Spender in besonderer persönlicher Verbundenheit offenkundig nahe stehen (§ 8 Abs. 1 S. 2 TPG), andernfalls ist die Entnahme nach § 19 Abs. 1 Nr. 2 TPG sanktioniert. Offen bleibt, wie das „offenkundige Nahestehen in besonderer persönlicher Verbundenheit" neben der davor im Gesetz genannten verwandtschaftlichen oder familienrechtlichen Beziehung definiert werden soll. Nach Auffassung des Bundesverfassungsgerichtes sollen hier die üblichen Auslegungsmethoden zur Anwendung kommen. Die besondere persönliche Verbundenheit soll danach innere als auch äußere Merkmale wie eine gemeinsame Wohnung oder häufige Kontakte voraussetzen. Es sei ein Assoziationsgrad in äußerer und innerer Hinsicht erforderlich, aus dem sich typischerweise die Vermutung ableiten lasse, der Entschluss zur Organspende werde ohne äußeren Zwang und frei von finanziellen Erwägungen getroffen (Ulsenheimer: Arztstrafrecht in der Praxis, 4. Aufl. 2008, Rdnr. 302, NJW 1999, S. 3399, 3400). Das Bundesverfassungsgericht hat trotz aller bestehender Auslegungsschwierigkeiten die Regelung im Hinblick auf das Bestimmtheitsgebot des Artikel 103 Abs. 2 Grundgesetz für vertretbar gehalten.

Auch die Übertragung von Organen oder Gewebe auf eine andere Person bzw. die Gewinnung menschlicher Samenzellen ohne Einwilligung und Aufklärung des Spenders ist sanktioniert (§ 19 Abs. 1 Nr. 3 TPG).

> **Grundsätzlich ist die Entnahme von Organen oder Gewebe gemäß § 3 TPG nur zulässig, wenn**
> - der Organ- oder Gewebespender in die Entnahme eingewilligt hat,
> - der Tod des Organ- oder Gewebespenders nach Regeln, die dem Stand der Erkenntnis der medizinischen Wissenschaft entsprechen, festgestellt ist und
> - der Eingriff durch einen Arzt vorgenommen wird *oder*
> - durch andere qualifizierte Personen unter der Verantwortung und nach fachlicher Weisung eines Arztes vorgenommen wird.

Im Übrigen ist die Entnahme von Organen oder Geweben unzulässig, wenn die Person, deren Tod festgestellt ist, der Organ- oder Gewebeentnahme wi-

2 Strafrechtliche Aspekte der Transplantationsmedizin

dersprochen hatte bzw. nicht vor der Entnahme bei einem Organ- oder Gewebespender der endgültige, nicht behebbare Ausfall der Gesamtfunktion des Großhirns, des Kleinhirns und des Hirnstammes nach Verfahrensregeln, die dem Stand der Erkenntnisse der medizinischen Wissenschaft entsprechen, festgestellt ist. § 19 Abs. 2 TPG sanktioniert Verstöße gegen diese Vorschriften mit Freiheitsstrafe bis zu drei Jahren oder Geldstrafe.

Das gleiche gilt, wenn die Entnahme von Organen oder Geweben bei Patienten, die weder eingewilligt noch einer Entnahme widersprochen haben und auch den nächsten Angehörigen eine Zustimmung oder ein Widerspruch nicht bekannt ist, vorgenommen wird, ohne dass ein Arzt den nächsten Angehörigen über eine in Frage kommende Organ- oder Gewebeentnahme unterrichtet und dieser ihr zugestimmt hat (§ 4 Abs. 1 Satz 2 TPG).

Entsprechend sanktioniert ist die Entnahme von Organen oder Geweben bei toten Embryos oder Föten, wenn der Tod des Embryos oder Fötus nicht nach Regeln, die nach dem Stand der Erkenntnisse der medizinischen Wissenschaft festgestellt wurden bzw. die Schwangere nicht durch einen Arzt über eine in Frage kommende Organ- oder Gewebeentnahme aufgeklärt worden war und in die Entnahme von Organen oder Gewebe schriftlich eingewilligt hat und dieser Eingriff durch einen Arzt vorgenommen wird.

Mit Freiheitsstrafe bis zu einem Jahr oder Geldstrafe wird gemäß § 19 Abs. 3 TPG bestraft, wer Auskunft aus dem Organ- oder Gewebespendenregister anderen als dem Erklärenden sowie an einen von einem Krankenhaus dem Register als auskunftsberechtigt benannten Arzt erteilt, der weder an der Entnahme noch der Übertragung der Organe oder Gewebes des möglichen Organ- oder Gewebespenders beteiligt ist und auch nicht Weisungen eines Arztes untersteht, der an diesen Maßnahmen beteiligt ist. Dies gilt in gleicher Weise, falls Auskunft an einen anderen als den in § 2 Abs. 4 Satz 3 TPG genannten Personenkreis aus dem Register erteilt wird. Die Koordinierungsstelle schließlich darf Angaben aus den Begleitpapieren mit den personenbezogenen Daten des Spenders zur weiteren Information über diesen nur in den Fällen verwenden, insbesondere zusammenführen und an die Transplantationszentren weitergeben, in denen Organe des Spenders übertragen worden sind, soweit dies zur Abwehr einer zu befürchtenden gesundheitlichen Gefährdung des Organempfängers erforderlich ist. Andernfalls droht nach § 19 Abs. 3 Nr. 2 ebenfalls eine Freiheitsstrafe bis zu einem Jahr oder Geldstrafe.

2 Strafrechtliche Aspekte der Transplantationsmedizin

Auch Verstöße gegen bestimmte datenschutzrechtliche Vorschriften des § 14 TPG sind in gleicher Weise sanktioniert.

Für alle vorgenannten Fälle gilt, dass bereits der Versuch strafbar ist, bei fahrlässiger Begehungsweise ist der Strafrahmen des § 19 Abs. 2 TPG gemildert.

Die etwaige Annahme eines rechtfertigenden Notstandes (§ 34 StGB) als Rechtfertigung für eine Organentnahme ohne entsprechende Einwilligung wird von der wohl herrschenden Meinung im Anwendungsbereich von § 19 TPG weitgehend abgelehnt. Dem Transplantationsgesetz liegt in der Hoffnung auf eine Erweiterung der potenziellen Spenderzahl das Zustimmungsmodell zugrunde, wonach die freiwillige Einwilligung des Spenders zu Lebzeiten bzw. bei Fehlen einer solchen Erklärung und Unaufklärbarkeit des Spenderwillens eine entsprechende Zustimmung der Angehörigen als Voraussetzung zur Organentnahme erforderlich ist (§§ 1a Nr. 5 TPG, 3, 4 Abs. 1 TPG). Eine Verweigerung der Entnahme durch den Spender selbst oder dessen entscheidungsberechtigte Angehörige kann und soll nicht durch eine Interessensabwägung verdrängt werden können (Fischer, StGB, Rdnr. 15 zu § 168). Die Tatsache einer für viele potenzielle Empfänger angesichts des Organmangels bestehende gegenwärtige, nicht anders abwendbare Gefahr für Leben und Leib würde sonst das Selbstbestimmungsrecht der Spender konterkarieren und die Zustimmungslösung zu einer Weigerungslösung verkehren (Fischer, StGB, vgl. Rdnr. 15 zu § 168 StGB).

Der allgemein bestehende, auch eklatante Bedarf an Organen und Gewebe soll nicht als überwiegendes Interesse im Sinne des rechtfertigenden Notstandes anzusehen sein (vgl. Fischer, StGB, Rdnr. 15 zu § 168 StGB).

2.4 Ordnungswidrigkeiten (§ 20 TPG)

Schließlich drohen Bußgelder bis zu 30.000,00 EUR bei vorsätzlichem oder fahrlässigem Verstoß

- gegen bestimmte Pflichten im Nachweisverfahren (§ 5 TPG),
- bei Nichteinhaltung des Standes der medizinischen Wissenschaft und Technik im Rahmen der Gewebegewinnung (§ 8 DTPG bzw. deren vollständige Dokumentation),
- gegen die Pflicht zur Vornahme der Organübertragung in Entnahmekrankenhäusern bzw. Transplantationszentren,

- gegen die Pflicht zur Einschaltung der Koordinierungsstelle für die Organentnahme,
- gegen die Pflicht, dass das Transplantationszentrum vor Organübertragung festgestellt hat, dass die Organspendencharakterisierung abgeschlossen und dokumentiert ist und die Bedingungen für Konservierung und Transport eingehalten worden sind,
- gegen die Dokumentationspflicht des § 10 Abs. 2 Nr. 5 TPG,
- gegen die Sicherstellungspflicht, dass das Organ entsprechend der Warteliste der zur Übertragung von vermittlungspflichten Organen angenommenen Patienten mit den für die Organvermittlung erforderlichen Angaben erfolgt ist,
- gegen die Dokumentationspflichten übertragener Gewebe nach § 13a TPG,
- gegen die Pflicht zur Meldung schwerwiegender Zwischenfälle bzw. unerwünschter Reaktionen bei Geweben gemäß § 13b TPG,
- gegen weitere, auf der Grundlage von § 10a Abs. 4, § 13 Abs. 4 oder § 16a Abs. 1 TPG erlassene Rechtsverordnungen.

2.5 Verhältnis TPG zu Normen des StGB

2.5.1 Störung der Totenruhe (§ 168 StGB)

Nach § 168 Abs. 1 StGB wird bestraft, wer unbefugt aus dem Gewahrsam des Berechtigten den Körper oder Teile des Körpers eines verstorbenen Menschen, eine tote Leibesfrucht, Teile einer solchen oder die Asche eines verstorbenen Menschen wegnimmt.

Schutzgut des § 168 ist nach allgemeiner Meinung das Pietätsgefühl bzw. die mit dem Tod nicht endende Achtung eines Menschen. § 19 Abs. 1 TPG geht dem § 168 StGB jedoch insoweit vor, als eine nach den Regeln der §§ 3 Abs. 1, Abs. 4, 4 Abs. 1 Satz 2 TPG vorgenommene Organentnahme schon nicht tatbestandsmäßig ist (Fischer, StGB, Rdnr. 13 zu § 168). Das TPG gilt auch für Knochenmark sowie embryonale und fetale Organe und Gewebe (§ 3 ff. TPG), nicht dagegen für Blut (§ 1 Abs. 3 Nr. 2 TPG).

2.5.2 Körperverletzung mit Einwilligung (§ 228 StGB)

Nach § 228 StGB handelt derjenige, der eine Körperverletzung mit Einwilligung der verletzten Personen vornimmt, nur dann rechtswidrig, wenn die Tat trotz der Einwilligung gegen die guten Sitten verstößt.
Für Organtransplantationen und Gewebespenden gilt gemäß § 8 Abs. 1 TPG, dass die Entnahme grundsätzlich nur mit Einwilligung des Spenders zulässig ist, darüber hinaus beschränkt § 8 Satz 2 TPG den Spenderkreis bei der Lebendspende auf die dort genannten Verwandten, Angehörigen oder in besonderer persönlicher Verbundenheit sich nahestehende Personen. Die Entnahme bei toten Embryonen und Föten ist in § 4a TPG spezialgesetzlich geregelt, die Entnahme von Knochenmark bei minderjährigen Personen in § 8a TPG. Weitere Sonderregelungen enthalten die §§ 8b und 8c TPG. Für einen Rückgriff auf die allgemeinere Regel des § 228 StGB verbleibt daher kein Raum.
Die Tatsache, dass eine Einwilligung in die Organentnahme kommerziell motiviert ist, macht diese nach überwiegender Meinung in der Literatur nicht sittenwidrig (Fischer, StGB, Rdnr. 24a zu § 228 m.w.N.). Sittenwidrig sei in einem solchen Fall allenfalls in Folge der Kommerzialisierung die Einwilligung, nicht aber schon der Eingriff selbst (vgl. Fischer, StGB, Rdnr. 24a zu § 228 StGB).

2.5.3 Tötung auf Verlangen (§ 216 StGB)

Wird durch die Entnahme (vorhersehbar) der sichere Tod des Spenders eintreten oder nimmt der Arzt diesen dabei billigend in Kauf, so ist auch im Falle der Einwilligung des Spenders der Anwendungsbereich des § 216 StGB (Tötung auf Verlangen) eröffnet (Ulsenheimer, Arztstrafrecht in der Praxis, Rdnr. 301a).

2.5.4 Körperverletzung (§§ 223, 226, 227 StGB)

Fraglich ist das Verhältnis von § 19 TPG zu dem Körperverletzungstatbestand (§ 223 StGB). Beide Normen zielen auf den Schutz der körperlichen Integrität ab, in dem Aufklärung und Einwilligung als Voraussetzung des Heileingriffes (der im Strafgesetzbuch noch immer als lediglich gerechtfertigte Körperverletzung gilt) bzw. der legalen Organentnahme gelten. Es ist daher sachgerecht, § 19 TPG als lex spezialis gegenüber § 223 StGB zu betrachten, so dass letzterer bei Vorliegen der Voraussetzungen von § 19 TPG zurücktritt.

2 Strafrechtliche Aspekte der Transplantationsmedizin

> **!** Nach allgemeiner Ansicht stellt die Organentnahme keinen Heileingriff dar. Sie erfüllt deshalb grundsätzlich den Tatbestand der Körperverletzung. In dieser Situation greift jedoch das Transplantationsgesetz als Rechtfertigung ein, sofern eine wirksame Einwilligung des Spenders vorliegt und auch die übrigen Voraussetzungen des TPG erfüllt sind.

Unterläuft einem Arzt bei einer nach TPG legalen Organentnahme, beispielsweise im Rahmen der Lebendspende einer Niere, ein operativer Fehler in dessen Folge der Spender kausal verstirbt, wäre der Anwendungsbereich des § 227 StGB (Körperverletzung mit Todesfolge) eröffnet (Ulsenheimer, Arztstrafrecht in der Praxis, Rdnr. 308a m.w.N.). Der Qualifikationstatbestand der schweren Körperverletzung (§ 226 StGB) würde im vorliegenden Fall allerdings nicht zur Anwendung kommen, da die Niere nicht „wichtiges Glied des Körpers" im Sinne der Vorschrift des § 226 Abs. 1 Nr. 2 StGB ist (Ulsenheimer, Arztstrafrecht in der Praxis, Rdnr. 308a unter Verweis auf BGH St 28, 100 ff.). Die Qualifikationsnorm würde also in diesem Beispiel keine Anwendung finden.
§ 19 TPG ist in diesen Fällen gegenüber dem allgemeinen Strafrecht subsidiär (Ulsenheimer, a.a.O.).

2.6 Lebendspende „über Kreuz"

Erhebliche rechtliche Fragen ergeben sich im Fall der Lebendspende über Kreuz im Hinblick auf das Verbot des Organhandels und die Tatsache, dass nach § 18 TPG Austauschverhältnisse beim Organhandel grundsätzlich unterbunden werden sollen.
Das Bundessozialgericht hatte sich mit dem Fall beschäftigt, in dem ein Ehemann für seine schwer erkrankte Frau eine Niere suchte und im Gegenzug dafür eine seiner Nieren zum Tausch anbot (BSG, MedR, 2044, 330). Fraglich ist, ob in einem solchen Fall ein Handeltreiben mit Organen (§ 17 Abs. 1 Satz 1, § 18 Abs. 1 TPG) bzw. ein Verstoß gegen § 8 Abs. 1 Satz 2, § 19 Abs. 2 TPG vorliegt, wonach die Entnahme einer Niere im Rahmen einer Lebendspende nur zum Zwecke der Übertragung auf Verwandte, nahe Angehörige oder dem Spender in besonderer persönlicher Verbundenheit offenkundig Naheste-

2 Strafrechtliche Aspekte der Transplantationsmedizin

hende zulässig ist. In der Literatur wird vertreten, dass die durch das gemeinsame Erleben gleicher Krankheitsverläufe und die gemeinsame Suche nach Besserung gekennzeichnete Schicksalsgemeinschaft der beiden Paare eine offenkundige persönliche Verbundenheit indiziert, jedenfalls dann, wenn sich die Paare vor dem Entschluss zur Lebendspende bereits kannten und die besondere persönliche Verbundenheit schon über einen gewissen Zeitraum bestand (Ulsenheimer, Arztstrafrecht in der Praxis, Rdnr. 302a). Dies soll sogar dann gelten, wenn sich die Partnerpaare erst zum Zwecke der Durchführung der Lebendspende über Kreuz etwa per Inserat gesucht und gefunden haben. Wenn die Freiwilligkeit gewahrt, die Gesundheit der beiden Spender nicht beeinträchtigt und jeder Anhaltspunkt für die Verfolgung materieller Interessen fehlt, stünden Sinn und Zweck des TPG diesen Fällen nicht entgegen (Ulsenheimer, a.a.O.). Nach einer Entscheidung des Bundessozialgerichts (BSG, MedR, 2044, 330) ist eine solche, *„cross over-Lebendspende"* genannte Vereinbarung nicht per se als strafbarer Handel mit Organen gemäß §§ 17, 18 TPG zu qualifizieren. Das von § 8 Abs. 1 TPG geforderte Nahestehen in besonderer persönlicher Verbundenheit folge jedoch nicht bereits aus der Schicksalsgemeinschaft, es sei vielmehr von den Umständen des Einzelfalles abhängig. Danach soll ein nur kurzer persönlicher Kontakt einzig zum Zweck der Durchführung der Spende über Kreuz nicht ausreichen, sondern vielmehr sei eine persönliche Verbindung zwischen den Paaren zu fordern, deren Fortbestehen über die Operation hinaus erwartet werden kann, deren zentrales Merkmal also die innere Verbundenheit sei (BSG, a.a.O.).
Grundsätzlich dürfte gerade bei der Lebendspende über Kreuz eine enge, den Besonderheiten des Transplantationsrechtes Rechnung tragende Auslegung des Merkmales Handeltreiben vorzunehmen sein. In der Literatur ist ein Fall gebildet worden, in dem der Vater seine Tochter zur Alleinerbin einsetzt, als Dank für die von der Tochter gespendete Niere (Ulsenheimer, Arztstrafrecht in der Praxis, Rdnr. 309b unter Verweis auf Schroth, JZ 77, 1149 ff.). Nach der in der vorzitierten Entscheidung des Bundessozialgerichtes vorgenommenen eingeschränkten Interpretation würde auch ein solcher Beispielsfall kein verbotenes Handeltreiben mit Organen darstellen.

2.7 Strafbarkeit der „Listenmanipulation"

Es drängt sich die Frage auf, ob die nach den Presseveröffentlichungen (www.ärztezeitung.de, a.a.O.) angeblich an mehreren Transplantationszentren vorgekommene Praxis, nach der von Ärzten im Rahmen der Meldung von Patientendaten an Eurotransplant angeblich bewusst wahrheitswidrig angegeben worden war, dass bei bestimmten Patienten mehrmals pro Woche Dialysen vorgenommen werden müssten, wodurch diese Patienten auf der Warteliste so weit nach oben rückten, dass ihnen innerhalb kürzerer Zeit ein Spenderorgan zugewiesen und transplantiert worden sei, als (strafbares) Handeltreiben mit Organen gemäß § 18 TPG bewertet werden kann.

Nach der bisher vorherrschenden, extensiven Auslegung des Begriffes des Handeltreibens und der gesetzgeberischen Intention, nach der § 17 TPG jedwede Kommerzialisierung im Transplantationswesen grundsätzlich ausschließen will, wobei hier kein Beteiligter (Spender, Empfänger, Arzt, Vermittler) und keine Tathandlung (Entnahme, Verkauf, Vermittlung) ausgenommen wird, folgt letztlich, dass jedwede Absprache, die einen Verstoß gegen die gesetzlich normierten Pflichten im Zusammenhang mit dem Transplantationsverfahren darstellt und der Erlangung eines nicht gesetzlich gebilligten materiellen oder immateriellen Vorteils dient, unter den Begriff des Handeltreibens im Sinne des TPG fällt.

 Dies gilt in besonderem Maße, wenn der Arzt von einem Patienten für die wahrheitswidrige Verschlechterung von Gesundheitsdaten zur Verbesserung der Chancen auf frühzeitigen Erhalt eines Transplantationsorgans etwa Geld oder andere materielle Vorteile annimmt.

Geschehen derartige Manipulationen in einer Mehrzahl von Fällen, kann der Verdacht auf eine besonders sanktionierte, gewerbsmäßige Vorgehensweise nach § 18 Abs. 2 TPG begründet sein.

Interessante Rechtsfragen ergeben sich zudem für die Fälle der Manipulation von Patientendaten zum Zwecke der früheren Erlangung eines Spenderorgans im Hinblick auf das allgemeine Strafrecht (§§ 212, 222 StGB). Immerhin kann davon ausgegangen werden, dass sich durch die sachwidrige Bevorzugung eines noch gesünderen Empfängers gegenüber einem kränkeren Empfänger,

2 Strafrechtliche Aspekte der Transplantationsmedizin

der aufgrund seines schlechteren Zustandes dringlicher auf ein Spenderorgan angewiesen wäre, dessen Zustand weiter verschlechtert oder gar kränkere, transplantationsbedürftigere Patienten aufgrund mangelnder Verfügbarkeit eines geeigneten Spendeorgans versterben, was der den eigenen Patienten sachwidrig bevorzugende Arzt möglicherweise billigend in Kauf nimmt.

Derartige Strafbarkeitsüberlegungen dürften allerdings an den Tatbestandsmerkmalen der Kausalität und am erforderlichen Zurechnungszusammenhang scheitern. So ist wohl kaum mit der im Strafrecht erforderlichen, an Sicherheit grenzenden Wahrscheinlichkeit festzustellen, dass durch die sachwidrige Bevorzugung eines Patienten ein bestimmter anderer Patient bei Erhalt und Transplantation dieses Organs überlebt hätte, da jedenfalls selbst bei optimalen Bedingungen ein bestimmtes, statistisch gesichertes Letalitätsrisiko der Transplantation immanent ist. Zum anderen dürfte sich in der Praxis aufgrund des vorgeschriebenen Vergabeverfahrens (insbesondere bei den sog. freigegebenen Organen) kaum feststellen lassen, welcher Patient konkret aufgrund einer etwa sachwidrigen Bevorzugung eines besonderen Patienten bei der Vergabe des konkreten Organs „das Nachsehen" hatte. Daher bleibt die sachwidrige Organvergabe primär nach dem TPG sanktioniert.

2 Strafrechtliche Aspekte der Transplantationsmedizin

3 Die Patientenverfügung

Ein Sonderproblem im Zusammenhang mit der Organspende ist sicherlich die Verbindlichkeit einer Patientenverfügung bzw. eines Patiententestamentes. Es stehen dem Patienten drei Möglichkeiten zur Verfügung, um an gesunden Tagen im Sinne der Selbstbestimmung schriftliche Willenserklärungen für den späteren Fall seiner Einwilligungsunfähigkeit abzugeben.
Dies sind zum einen die Betreuungsverfügung, die dem Zweck dient, eine Person des eigenen Vertrauens zu benennen, die für den Fall, dass eine Betreuung notwendig werden sollte, vom Vormundschaftsgericht bestellt werden soll. Im Zusammenhang mit der Einwilligung kann dieser Betreuer dann ebenfalls maßgeblich sein.
Anstelle oder neben der Betreuungsverfügung ist dann noch an eine Vorsorgevollmacht zu denken. Die darin benannte Person kann dann sofort, ohne die Bestellung durch das Vormundschaftsgericht, für den Vollmachtgeber handeln. Abgerundet werden diese beiden Verfügungen durch die Patientenverfügung, die nachfolgend dargestellt wird (vgl. für Muster dieser Verfügungen den Anhang).

3.1 Grundsätzliches

Die gesetzlichen Grundlagen für die Patientenverfügung finden sich in den §§ 1901a, 1901b, 1904 BGB.
§ 1901a Abs. 1 BGB regelt zunächst zwingend den Umgang mit einer schriftlich festgelegten Patientenverfügung.
Das Gesetz sieht nunmehr auch die Schriftform vor und dass konkrete und situationsbezogene Behandlungsfestlegungen in einer Patientenverfügung bindend sind.

Merke: Dies darf aber nicht derart missverstanden werden, dass ohne Schriftlichkeit der mutmaßliche Patientenwillen nicht erforscht und dann auch berücksichtigt wird. Nur für den Fall, dass die Verfügung schriftlich niedergelegt wurde, ist die Vorgehensweise eine andere und das Verfahren stringenter.

3 Die Patientenverfügung

Sofern keine schriftliche Patientenverfügung vorliegt, richten sich die Abläufe nach § 1901a Abs. 2 BGB.
Das Gesetz stellt in § 1901a Abs. 4 BGB nochmals klar, dass niemand zur Errichtung einer Patientenverfügung verpflichtet werden darf. Auch darf die Vorlage einer Patientenverfügung nicht zur Bedingung des Abschlusses eines Behandlungsvertrages gemacht werden.
Wichtig ist, dass eine Patientenverfügung zwar schriftlich erstellt werden sollte, jederzeit aber formlos, dies bedeutet also auch mündlich, widerrufen werden kann.

3.2 Wirksamkeitserfordernisse bzw. -hindernisse

Grundsätzlich einmal kann nur ein Volljähriger eine Patientenverfügung abfassen, wie sich aus § 1901a Abs. 1 S. 1 BGB ergibt.
Nur der einwilligungsfähige Volljährige kann eine entsprechende Erklärung schriftlich oder mündlich abgeben. Demgemäß kann ein Minderjähriger unabhängig davon, ob er sonst alle Voraussetzungen an eine wirksame Patientenverfügung einhält, keine Patientenverfügung wirksam errichten.
Da es bei der Einwilligungsfähigkeit allerdings nicht um die Geschäftsfähigkeit geht, ist eigentlich nur auf die natürliche Einsichts- und Steuerungsfähigkeit des Betroffenen, Art, Bedeutung, Tragweite und die Risiken der Maßnahme zu erfassen und seinen Willen hiernach zu richten abzuheben (Diederichsen, Palandt, Bürgerliches Gesetzbuch, § 1901a Rdnr. 10). Es wird daher die Auffassung vertreten, dass für den Fall, dass ein Minderjähriger entsprechende Erklärungen abgibt, zumindest die Regelung des § 1901a Abs. 2 BGB analog gelten muss und man somit zumindest den mutmaßlichen Willen des Betroffenen erkunden muss. Dabei spielen dann etwaige Aufzeichnungen oder Willensbekundungen auch eines Minderjährigen eine entscheidende Rolle.
Klargestellt werden muss auch, dass die Schriftlichkeit als solches keine Formvorschrift ist. Auch die mündliche Erklärung, wie bereits dargestellt, wäre verbindlich, auch wenn die Verfahrensabläufe dann anders sind.

3 Die Patientenverfügung

Merke: Das Schriftlichkeitserfordernis des § 1901a BGB meint nicht, dass die Patientenverfügung eigenhändig vollständig abgefasst werden muss, sondern es reicht lediglich die Unterschrift.

Mit Schriftform ist lediglich die eigenhändige Unterschrift gemeint, wie sich aus § 126 Abs. 1 BGB ergibt. Gegebenenfalls wäre auch die notarielle Beglaubigung „ausreichend", allerdings nicht vorgesehen.

Demgemäß sind mündliche Erklärungen streng genommen keine Patientenverfügungen im Sinne des § 1901a BGB. Dies selbst dann nicht, wenn beispielsweise medizinisches Personal die entsprechenden Wünsche protokolliert. Derartige Willensbekundungen sind dann im Rahmen des § 1901a Abs. 2 maßgeblich, wenn es darum geht, den mutmaßlichen Willen zu erforschen.

Ebenso spielt die Angabe von Zeit und Ort der Erstellung der Patientenverfügung für die Gültigkeit grundsätzlich keine Rolle. Es ist aber anzuraten, dies zu notieren, da dies dann von Bedeutung sein kann, wenn es um die aktuelle Lebens- und Behandlungssituation geht und die Frage beantwortet werden muss, inwiefern die Patientenverfügung derartige Sachverhalte regelt (Diederichsen, a.a.O., Rdnr. 11a).

Keinerlei Wirksamkeitsvoraussetzung sind sowohl die ärztliche Beratung als auch die regelmäßige Aktualisierung der Patientenverfügung. Die ärztliche Beratung ist somit nicht Maßstab dafür, inwieweit eine Patientenverfügung tatsächlich verbindlich ist. Ähnlich der Einwilligung kann der Betroffene auch bei einer Patientenverfügung darauf verzichten, dass er über entsprechende Maßnahmen durch einen Arzt aufgeklärt wird.

Aus der Praxis heraus ist natürlich die „moralische Wertigkeit" einer Patientenverfügung umso höher, wenn man auch noch kundtun kann, dass man über die ärztliche Seite des Inhaltes einer solchen Verfügung tatsächlich Bescheid wusste. Wie gesagt, spielt das Fehlen derartiger Hinweise bei der juristischen Bewertung streng genommen keine Rolle.

Auch wenn die Aktualisierung der Patientenverfügung grundsätzlich keinerlei Wirksamkeitsvoraussetzung ist, so ist natürlich die regelmäßige Überprüfung der Patientenverfügung zu empfehlen; dies insbesondere dann, wenn wesentliche Änderungen der Lebensumstände bzw. des Gesundheitszustandes eingetreten sind. Denn sollte die Patientenverfügung tatsächlich einmal der

Auslegung bedürfen, so ist dies wiederum ein Indiz, das für Aktualität und tatsächliche Willensbildung spricht (so auch Diederichsen, a.a.O).
Grundsätzlich muss auch festgestellt werden, dass das Vorhandensein einer Betreuungsverfügung keinerlei Anlass zur Anordnung einer Betreuung bietet. Auch ohne Benennung eines Betreuers hat die Patientenverfügung daher ihre Wirksamkeit. Das Gesetz regelt nur jetzt die Aufgabe des Betreuers, sofern denn einer bestellt werden muss. Denn Sinn einer Patientenverfügung ist es ja gerade, im Rahmen ihres Geltungsbereiches eine Betreuung überflüssig zu machen (Diederichsen, a.a.O., Rdnr. 15).

3.3 Empfohlener Aufbau einer Patientenverfügung

Das nachfolgende Schema des Aufbaus einer Patientenverfügung ist kein Junctim und ein Abweichen davon bedingt nicht die Unwirksamkeit der Verfügung. Er soll vielmehr ein Raster darstellen, an dem man sich bei der Erstellung orientieren kann.

- Eingangsformel*
- Situationen, für die die Patientenverfügung gelten soll*
- Festlegungen zu ärztlichen/pflegerischen Maßnahmen*
- Wünsche zu Ort und Begleitung
- Aussagen zur Verbindlichkeit
- Hinweise auf weitere Vorsorgeverfügungen
- Hinweis auf beigefügte Erläuterungen zur Patientenverfügung
- Organspende
- Schlussformel*
- Schlussbemerkungen
- Datum, Unterschrift*
- Aktualisierung(en), Datum, Unterschrift
- Anhang: Wertvorstellungen

Die eigentlichen zwingenden Bestandteile einer Patientenverfügung sind mit Sternchen* gekennzeichnet. Aber auch die ergänzenden Aussagen können zum Verständnis des Gewollten beitragen und Anordnungen und Wünsche des Verfassers deutlich machen. (Schema nach: Broschüre Pa-

tientenverfügung des Bundesministeriums der Justiz , http://www.bmj.de/SharedDocs/Downloads/DE/broschueren_fuer_warenkorb/DE/Patientenverfuegung.pdf?__blob=publicationFile)
Die ist insbesondere dann von Relevanz, wenn es um die Auslegung und Bestimmung des mutmaßlichen Willen des Verfügenden geht.

3.4 Die Aufgabe des Betreuers/ Bevollmächtigten

Aus der gesetzlichen Regelung wird deutlich, dass immer ein ggf. bestellter Betreuer zu prüfen hat, ob die Festlegungen in der Patientenverfügung auf die aktuelle Lebens- und Behandlungssituation zutreffen, falls hier Unklarheiten bestehen. Die Bestellung eines Betreuers ist, wie bereits ausgeführt, keine Wirksamkeitsvoraussetzung für die Patientenverfügung. Das neue Patientenrechtegesetz regelt in § 630d Abs. 1, Satz 2 BGB ausdrücklich, dass die Patientenverfügung unmittelbar (im Sinne einer Einwilligung) gilt und es eines Vertreterhandelns nicht bedarf. Dies zumindest dann, wenn die Patientenverfügung 1:1 den Sachverhalt regelt.

> **Praxistipp:** Es ist dennoch im Einzelfall auch im Interesse des Eigenschutzes zu empfehlen, die Bestellung eines Betreuers anzuregen.

Wenn dies der Fall ist, so obliegt es dem Betreuer, dem Willen des Betreuten Ausdruck und Geltung zu verschaffen.
Bei der Durchsetzung und der Festlegung des Patientenwillens ist der Betreuer mit einem Bevollmächtigten gleichzusetzen. Sofern also kein Betreuer besteht, sondern die Patientenverfügung einen entsprechenden Dritten als Bevollmächtigten, wie etwa im Rahmen einer Vorsorgevollmacht, festlegt, wäre dieser dazu berufen, die Situation zu überprüfen und den Willen des Patienten durchzusetzen.
Um den Bevollmächtigten dem Betreuer gleichzustellen, ist es notwendig, dass in der Vollmacht des Bevollmächtigten ausdrücklich die Maßnahmen (also Einwilligung in eine ärztliche Behandlung, Untersagung der Einwilligung oder Widerruf der Einwilligung) ausdrücklich schriftlich niedergelegt sind.

Wenn ein derart schriftlich Bevollmächtigter existiert, bedarf es nicht der Bestellung eines Betreuers.

Wenn keine Patientenverfügung vorliegt oder aber die Festlegungen in einer schriftlichen Patientenverfügung nicht auf die aktuelle Lebens- und Behandlungssituation zutreffen, so hat der Betreuer oder der Bevollmächtigte die Behandlungswünsche oder den mutmaßlichen Willen des Betreuten festzustellen und auf dieser Grundlage zu entscheiden, ob eine ärztliche Maßnahme durchgeführt werden darf oder sie untersagt wird. Als ärztliche Maßnahmen sind dabei die Untersuchungen des Geisteszustandes, Heilbehandlungen oder ärztliche Eingriffe zu nennen.

Merke: Der mutmaßliche Wille ist aufgrund konkreter Anhaltspunkte zu ermitteln. Zu berücksichtigen dabei sind insbesondere frühere mündliche oder schriftliche Äußerungen, ethische oder religiöse Überzeugungen und sonstige persönliche Wertvorstellungen des Patienten.

3.5 Die Aufgabe des Arztes

Im Rahmen der Feststellung des Patientenwillens wird auch der Arzt nunmehr gesetzlich zwingend eingebunden.

Der behandelnde Arzt hat nach § 1901b BGB zu prüfen, welche ärztliche Maßnahme im Hinblick auf den Gesamtzustand und die Prognose des Patienten indiziert ist.

Allerdings muss er dann zusammen mit dem Betreuer erörtern, ob diese Maßnahmen sich mit dem Patientenwillen, wie er aus der Patientenverfügung oder dem mutmaßlichen Willen des Patienten herausgebildet wurde, decken.

3.6 Einbeziehung von Vertrauenspersonen

Bei der Festlegung des Patientenwillens ist eine zwingende Einbeziehung einer Vertrauensperson oder nahen Angehörigen nicht gesetzlich vorgeschrieben.

> **Praxistipp:** Nach § 1901b Abs. 2 BGB sollen die nahen Angehörigen und die sonstigen Vertrauenspersonen des Patienten nur Gelegenheit zur Äußerung erhalten. Wie sich aus dem Begriff „soll" ergibt, ist dies nicht zwingend.

Um Rechtssicherheit und nicht zuletzt auch Rechtsfrieden zu erreichen, sollte natürlich zwingend mit Angehörigen oder sonstigen Vertrauenspersonen gesprochen werden, sofern diese vorhanden sind und es die Zeit erlaubt. Dass die Einbeziehung des Arztes auch durch den Bevollmächtigten geschehen kann, versteht sich aufgrund der gleichen Bedeutung von Betreuer/Bevollmächtigtem von selbst.

3.7 Einbeziehung der Gerichte

Die gesetzlichen Regelungen sehen vor, dass bei entsprechend schwerwiegenden Maßnahmen der Betreuer die Genehmigung des Betreuungsgerichtes einholen muss, wenn die begründete Gefahr besteht, dass der Patient aufgrund der Maßnahme stirbt oder einen schweren und länger dauernden Gesundheitsschaden erleidet.

Eine solche Maßnahme ist nur dann durchzuführen, ohne die Gerichte zu bemühen, wenn mit dem Aufschub und der Zeit, die die Einschaltung des Gerichtes benötigt, eine Gefahr für den Patienten verbunden ist.

Zudem bedarf die Nichteinwilligung oder der Widerruf der Einwilligung des Betreuers bzw. des Bevollmächtigten der Genehmigung des Betreuungsgerichtes, wenn die Maßnahme medizinisch indiziert ist und zudem die Gefahr besteht, dass der Patient aufgrund des Unterbleibens oder eines Abbruchs der Maßnahme stirbt oder einen schweren und länger dauernden gesundheitlichen Schaden erleidet.

Eine wichtige Ausnahme von diesem Genehmigungsvorbehalt besteht in der Praxis dann, wenn zwischen Betreuer und dem behandelnden Arzt Einvernehmen darüber besteht, dass die Erteilung, die Nichterteilung oder der Widerruf der Einwilligung in eine ärztliche Maßnahme dem festgestellten Willen des Patienten entspricht. Sofern also Einigkeit zwischen Arzt und Betreuer bzw. Bevollmächtigtem besteht, muss man das Betreuungsgericht nicht einschalten, dies sieht § 1904 Abs. 4 BGB nunmehr ausdrücklich vor.

3 Die Patientenverfügung

> **Praxistipp:** Es ist dringend anzuraten, dass sich insbesondere der Arzt durch ein schriftlich niedergelegtes Protokoll absichert und somit im Falle einer Auseinandersetzung belegen kann, dass Einigkeit zwischen ihm und dem Bevollmächtigten bzw. dem Betreuer bestanden hat.

Schließlich muss das Gericht, sofern seine Zuständigkeit eröffnet ist und die Einschaltung zwingend geboten ist, die Einwilligung eines Betreuers oder eines Bevollmächtigten nur genehmigen, wenn es den Patienten zuvor anhört. Auch soll das Gericht die sonstigen Beteiligten anhören. Diese Reglung ist aber aufgrund der Begrifflichkeiten ebenfalls nicht zwingend.

Die persönliche Anhörung des Patienten erübrigt sich natürlich, wenn dieser ohnehin nicht ansprechbar ist. Sofern der Betroffene seinen Willen artikulieren kann und der Patient dies wünscht, muss das Gericht eine ihm nahestehende Person anhören, wenn dies ohne erhebliche Verzögerung möglich ist.

3.8 Das Sachverständigengutachten

Wenn eine ärztliche Maßnahme genehmigt werden soll, ist ein Sachverständigengutachten durch das Gericht einzuholen.

Der Sachverständige soll dabei nicht auch der behandelnde Arzt sein. Auch hier ergibt der Begriff „soll", dass er aber der behandelnde Arzt sein kann.

Es ist wieder aus Praktikabilitätsgründen empfehlenswert, eine dritte Person hinzuzuziehen, um sich nicht den Vorwurf einer Interessenskollision und der nicht objektiven Entscheidung gefallen lassen zu müssen.

3.9 Patientenverfügung und Organspende

Die Frage ob eine Patientenverfügung und ein gegebenenfalls vorhandener Organspenderausweis sich ausschließen, ist zunächst einmal sicherlich berechtigt.

Denn in der Patientenverfügung ist ja oftmals geregelt, dass lebenserhaltende Maßnahmen nicht durchgeführt werden sollen. Insbesondere sind Umstände wie künstliche Beatmung etc. ausgeschlossen bzw. werden höchstkritisch

3 Die Patientenverfügung

gewürdigt. Anderseits bedingt die Organspende ja die Aufrechterhaltung des Organismus zur Erhaltung der Organe.
Dies mag auf den ersten Blick einen Widerspruch darstellen, der sich aber bei näherer Betrachtung auflöst. Denn die Patientenverfügung regelt ja die Art und den Umfang der Behandlung des Patienten bis zu seinem Todeseintritt. Eine Organentnahme darf aber erst dann stattfinden, wenn der Hirntod eindeutig nachgewiesen ist.
Zwar ist eine entsprechend postmortale Organentnahme regelmäßig nur dann noch zielführend, wenn intensivmedizinische Maßnahmen, sei es auch nur für eine kurze Zeit, beibehalten werden. Bei diesen intensivmedizinischen Maßnahmen handelt es sich, weil ja der Hirntod bereits eingetreten ist, nicht mehr um eine längerfristige lebensverlängernde Behandlung, die man mit der Patientenverfügung allenthalben gerade ausschließen wollte. Gleichwohl sind dies medizinische „Spitzfindigkeiten", die im Konfliktfall zwar eine Lösung bieten können, aber vermutlich mit dem Laienverständnis von Tod nicht immer in Einklang zu bringen sind.
Es empfiehlt sich daher zur Klarstellung, was denn nun vorrangig gelten soll, nachfolgende Formulierung:

> „Ich stimme einer Entnahme meiner Organe nach meinem Tod zu Transplantationszwecken zu (gegebenenfalls: Ich habe einen Organspenderausweis ausgefüllt). Komme ich nach ärztlicher Beurteilung bei einem sich abzeichnenden Hirntod als Organspender in Betracht und müssen dafür ärztliche Maßnahmen durchgeführt werden, die ich in meiner Patientenverfügung ausgeschlossen habe, dann (Alternativen) ..."

- „... geht die von mir erklärte Bereitschaft zur Organspende vor."

oder

- „... gehen die Bestimmungen in meiner Patientenverfügung vor."

oder

- „... ich lehne eine Entnahme meiner Organe nach meinem Tod zu Transplantationszwecken ab."

3 Die Patientenverfügung

(Beispiel nach: Broschüre Patientenverfügung des Bundesministeriums der Justiz, http://www.bmj.de/SharedDocs/Downloads/DE/broschueren_fuer_warenkorb/DE/Patientenverfuegung.pdf?__blob=publicationFile)
Durch eine solche Klarstellung ist das Verhältnis der beiden Erklärungen zueinander dann unproblematisch festzustellen.

3.10 Sonstiges

Es ist mit dem „neuen" Gesetz klargestellt worden, dass die bereits bestehenden Patientenverfügungen ihre Gültigkeit behalten, sofern sie schriftlich niedergelegt sind.

Aber auch das Fehlen einer Patientenverfügung führt nicht automatisch dazu, dass der Wille des Patienten unmaßgeblich ist. Hier hat dann der Betreuer oder der Bevollmächtigte des Patienten den mutmaßlichen Willen festzulegen und auf der Grundlage dieses Willens zu entscheiden.

Wenn der Wille festgestellt ist, dann muss geprüft werden, ob sich dieser Wille des Patienten mit der Indikation in Einklang bringen lässt. Auf Grundlage dieser Erörterung zwischen Arzt und Betreuer bzw. Bevollmächtigten sind dann die entsprechenden weiteren Maßnahmen zu treffen.

Merke: Nur für den Fall, dass eine Einigung zwischen Arzt und Bevollmächtigten bzw. Betreuer nicht zu erreichen ist, muss dann das Betreuungsgericht eingeschaltet werden, welches eine entsprechende Genehmigung erteilt.

Sofern der Patientenwille nicht vollständig zweifelsfrei festgestellt werden kann, bedarf es der Genehmigung des Gerichtes, sodass hier ein weiterer Schutzmechanismus des Patienten greift. Die gesonderten verfahrensrechtlichen Regelungen dienen dabei also dem Schutz des Patienten, mittelbar aber auch dem Schutz des handelnden Arztes, da er sich mit Entscheidungen, die auf Grundlage und unter Einhaltung dieser gesetzlichen Regelungen ergangen sind, nicht mehr dem Vorwurf der unterlassenen Hilfeleistung, der Sterbehilfe oder ähnlichen gravierenden Vorwürfen ausgesetzt sieht.

3 Die Patientenverfügung

Praxistipp: Im Ergebnis gilt es aber abzuwarten, wie die Rechtsprechung mit dieser neuen gesetzlichen Regelung umgeht und es ist anzuraten, die möglicherweise nach dem Gesetz für den Arzt bestehenden Freiräume restriktiv zu nutzen.

3 Die Patientenverfügung

4 Aufklärung und Einwilligung

Da rein dogmatisch jeder ärztliche Heileingriff (auch der lege artis durchgeführte) eine Körperverletzung im Sinne der § 223 ff. StGB darstellt, bedarf er zu seiner Rechtfertigung und somit zur Vermeidung der bereits dargestellten strafrechtlichen und zivilrechtlichen Haftung der Einwilligung des Patienten. Dieses Einwilligungserfordernis dient dem Selbstbestimmungsrecht des Patienten und seinem grundgesetzlich garantierten Recht auf Menschenwürde und körperliche Unversehrtheit (vgl. Art. 1, 2 Abs. 2 GG). Damit der Patient unter Wahrung seiner Entscheidungsfreiheit wirksam in den Eingriff einwilligen kann, muss er über die mit einem medizinischen Eingriff verbundenen Risiken ordnungsgemäß aufgeklärt werden (vgl. im Folgenden insbesondere Martis/Winkhart, S. 81 ff.).

4.1 Patientenaufklärung

Die ordnungsgemäße Aufklärung des Patienten ist die Grundvoraussetzung dafür, dass eine wirksame Einwilligung erteilt werden kann. Die Einwilligung wiederum bietet für den Arzt die Sicherheit, dass er trotz ordnungsgemäßer Handlungen nicht strafrechtlich oder zivilrechtlich belangt wird.
Zentrale Aufgabe der ärztlichen Aufklärung ist es daher, dem Patienten Art, Bedeutung, Ablauf und Folgen eines geplanten Eingriffes zu verdeutlichen. Er soll aufgrund dieser Mitteilung der Grundzüge des Eingriffes verstehen, was mit ihm geschieht und unter Zugrundelegung dieser Informationen in die Lage versetzt werden, das Für und Wider des geplanten Eingriffes abzuschätzen.
Dabei ist grundsätzlich festzuhalten, dass dem Patienten keine minuziöse Aufklärung geschuldet ist, sondern vielmehr es als ausreichend anerkannt ist, wenn man dem Patienten die spezifischen Risiken des geplanten Eingriffs „im Großen und Ganzen" darlegt. Die also „nur" geschuldete Grundaufklärung muss dem Patienten lediglich einen allgemeinen Eindruck von insbesondere der Schwere des Eingriffes und der Art der Belastungen vermitteln, die für seine Integrität und seine Lebensführung möglicherweise zu befürchten sind (BGH, MDR 2000, 701).

Unter Zugrundelegung dieser pauschalen „Faustformel" könnte man den Eindruck gewinnen, dass die Patientenaufklärung nicht allzu schwierig ist und es sich dabei um einen Bereich des Arzt-/Patientenverhältnisses handelt, der nicht allzu konflikträchtig ist.

Die große Fülle der Judikatur, die zur Aufklärung bislang ergangen ist, zeichnet aber ein deutlich anderes Bild. Denn letztlich wird es immer der Einzelfallprüfung obliegen, zu entscheiden, ob in Ansehung des konkreten Eingriffes eine ordnungsgemäße Aufklärung erfolgt ist. Da insbesondere immer individuelle Merkmale, wie beispielsweise die Auffassungsgabe des Patienten, eine Rolle spielen werden, kann vor einer pauschalen Art der Aufklärung „im Großen und Ganzen" nur gewarnt werden. Denn zum einen gibt es bereits eine Vielzahl an Bereichen des ärztlichen Handelns, die eine Aufklärung benötigen. Zum anderen wird oft bereits eine Aufklärung schon daran scheitern, dass beispielsweise der falsche Aufklärungsadressat oder Aufklärungszeitpunkt gewählt wurde.

4.2 Arten der Aufklärung

Wie bereits angedeutet wurde, beschränkt sich die Aufklärungspflicht des Arztes nicht nur auf den Eingriff als solchen, sondern es wird vielmehr vom Arzt gefordert, dass er nahezu in allen Bereichen seines Handelns mit den Patienten ein Aufklärungsgespräch führt, sofern dessen Selbstbestimmungsrecht tangiert ist.

4.2.1 Behandlungsaufklärung

Der erste Schritt im Rahmen einer umfassenden Selbstbestimmungsaufklärung besteht darin, dass zunächst einmal überhaupt eine Information des Patienten darüber erfolgt, welche Behandlung in Frage kommt. Hierzu gehören sicherlich die Klarstellung der Art der konkreten Behandlung, die Erläuterung der Tragweite des Eingriffes und auch der Hinweis auf bereits vorhersehbare Operationserweiterungen und möglicherweise erforderliche Nachoperationen (vgl. Martis/Winkhart, S. 204).

Insbesondere darf nicht übersehen werden, dass der Patient ein Anrecht darauf hat, über Behandlungsalternativen aufgeklärt zu werden.

4 Aufklärung und Einwilligung

Merke: Auch die Aufklärung über bestehende unterschiedliche Behandlungsmöglichkeiten dient dem Selbstbestimmungsrecht des Patienten und ist daher Voraussetzung einer rechtmäßigen Behandlung (BGH, Urteil vom 15.03.2005, Az.: VI ZR 313/03).

Es muss sich dabei jedoch um Behandlungsalternativen handeln, die zwar gleichwertige Chancen haben, aber jeweils verschiedenen Risiken unterliegen. Zu betonen gilt es aber, dass es grundsätzlich primär Sache des Arztes ist, die Behandlungsmethode zu wählen. Denn grundsätzlich muss ein Arzt dem Patienten nicht von sich aus darlegen, welche Methoden oder Techniken theoretisch in Betracht kommen, um eine sachgerechte Behandlung durchzuführen. Es reicht vielmehr aus, dass eine Therapie angewandt wird, die dem medizinischen Standard genügt (OLG Stuttgart, VersR 2002, 1286). Über einzelne Behandlungstechniken oder Behandlungsschritte muss ebenfalls nicht aufgeklärt werden (OLG Köln, VersR 1998, 243).

Beispiel: Vor einer Bandscheibenoperation muss der Arzt zwar auf das Risiko der Querschnittslähmung hinweisen, nicht aber über die möglichen Operationstechniken und ihre Risiken, etwa den Zugang dorsal oder transthorakal, aufklären (OLG Oldenburg, VersR 19977, 978).

Über die Möglichkeit der Anwendung eines neuartigen Verfahrens muss nur dann eine Aufklärung stattfinden, wenn es sich bereits weitgehend durchgesetzt hat und für den Patienten bessere Heilungschancen bietet. Verfahren, die sich erst in der Erprobung befinden, müssen nicht erwähnt werden.
Sofern die Frage der konservativen anstatt der operativen Methode im Vordergrund steht, muss der Patient über die bestehende Möglichkeit der Einleitung oder Fortsetzung einer konservativen Therapie dann hingewiesen werden, wenn dadurch eine sofortige Operation vermieden werden kann.

Beispiel: Vor der Implantation eines Magenballons zur Gewichtsreduktion muss auf konservative Therapiealternativen und das hohe Misserfolgsrisiko hingewiesen werden (OLG Köln, VersR 1992, 754).

4 Aufklärung und Einwilligung

Im Rahmen der Behandlungsaufklärung muss sicherlich auch ein deutlicher Hinweis darauf erfolgen, mit welchen Konsequenzen für den Fall der Nichtbehandlung zu rechnen ist.

Beispiel: Ist ein Kaiserschnitt geboten und verweigert die Schwangere die Schnittentbindung, so hat der Arzt sie auf die damit verbundenen Risiken deutlich hinzuweisen.

Da auch hier der Arzt die Beweislast dafür trägt, dass der Patient die Einwilligung verweigert hat, sollte auch der ausdrückliche Wunsch des Patienten nach Nichtbehandlung schriftlich niedergelegt und vom Patienten gegengezeichnet werden.

Wurde zudem vereinbart, dass ein bestimmter Arzt die vorgesehene Operation durchführen soll (beispielsweise durch einen Wahlleistungsvertrag), so bezieht sich die Einwilligung des Patienten zum durchzuführenden Eingriff nur auf eine Operation durch diesen Arzt. Nimmt also ein Arzt den Eingriff vor, der vorab dem Patienten nicht benannt wurde, so ist der Eingriff allein deshalb bereits rechtswidrig und kann die zivilrechtlichen und strafrechtlichen Folgen hervorrufen (OLG Karlsruhe, NJW 1987, 1489).

4.2.2 Risikoaufklärung

Die Aufgabe der Risikoaufklärung wird darin gesehen, dem Patienten diejenigen Gefahren schonungslos zu benennen, die trotz fehlerfreien medizinischen Vorgehens für ihn bestehen, möglich und nicht sicher beherrschbar sind (Heberer, S. 179ff.). Es ist daher dringend davon abzuraten, im Hinblick auf die Auswahl der aufklärungsbedürftigen Risiken auf eine prozentuale Komplikationsrate zurückzugreifen. Denn auch über seltene Risiken (Komplikationsdichte kleiner als 0,1 %) muss der Patient aufgeklärt werden, wenn der Eintritt dieses Risikos erhebliche Auswirkungen auf das Leben des Patienten haben kann und diese Risiken dem Eingriff spezifisch anhaften, auch wenn sie selten sind (BGH, VersR 1972, 153).

Nach einhelliger Rechtsprechung ist daher bei der Frage, ob ein bestimmtes Risiko aufklärungsbedürftig ist oder nicht, darauf abzuheben, ob dieses Risiko typischerweise diesem Eingriff anhaftet und darauf, wie schwer die Schadensfolge für den Patienten ist (BGH, NJW 1996, 779).

4 Aufklärung und Einwilligung

Merke: Auch über äußerst seltene Risiken, deren Wahrscheinlichkeit unter 0,1 % liegt, hat der Arzt aufzuklären, wenn mit einer Verwirklichung dieser Risiken erhebliche Einschränkungen für den Patienten verbunden sind.

Wenn daher die Auffassung vertreten wird, dass die verständliche Vermittlung eines allgemeinen Bildes von der Schwere und Richtung des konkreten Risikospektrums ausreichend ist, so kann von einem allzu großen Vertrauen auf die Wirksamkeit dieser Aufklärung nur gewarnt werden. Zwar findet diese These ihre Rechtfertigung in der Rechtsprechung, sie lässt aber die dringend gebotene Einzelfallbetrachtung unberücksichtigt.

Beispiel: So muss vor einer Appendektomie der Patient auf das Risiko einer Bauchfellentzündung und das bei deren Eintritt bestehende Mortalitätsrisiko hingewiesen werden (OLG Hamm, VersR 2000, 101). Anderseits ist ein allgemeiner Hinweis auf die Sterblichkeitsrate bei der Appendektomie nicht erforderlich (BGH, NJW 1980, 633).

Das vorgenannte Beispiel der Aufklärung über einen eher harmlosen Eingriff macht deutlich, wie gefährlich die Darstellung lediglich eines allgemeinen Abrisses der Risiken sein kann.

4.2.3 Diagnoseaufklärung

Wie sich aus dem Begriff bereits ergibt, muss der Patient im Rahmen der ärztlichen Behandlung auch über den medizinischen Befund informiert werden. Da es sich bei der Diagnoseaufklärung auch um eine Art der Aufklärung handelt, die das Selbstbestimmungsrecht des Patienten wahren soll, muss der Arzt daher nur über die Diagnose aufklären, sofern dies für die Entscheidungsfindung des Patienten eine Rolle spielt. Dabei ist auch hier wiederum der Einzelfall maßgeblich.
Sollte die Diagnose der zugrunde liegenden Krankheit derart niederschmetternd sein, dass sie als solche bereits geeignet ist, Leib, Leben oder die Gesundheit des Patienten zu gefährden, so kann von der Mitteilung der Diagnose im Einzelfall abgesehen werden. Zu denken ist hier sicherlich in erster Linie an eine möglichst schonende Diagnoseaufklärung bei psychisch kranken Patienten.

4 Aufklärung und Einwilligung

Ungesicherte Befunde oder bloße Mutmaßungen müssen dem Patienten nicht mitgeteilt werden.

Merke: Bei einem bloßen Verdacht einer lebensbedrohenden Krankheit ist es dem Arzt untersagt, diese auf bloße Mutmaßungen beruhende Diagnose dem Patienten mitzuteilen (OLG Frankfurt, VersR 1996, 101).

Die Diagnoseaufklärung ist zwar Bestandteil der Selbstbestimmungsaufklärung, spielt aber im Falle einer rechtlichen Auseinandersetzung zwischen Arzt und Patient regelmäßig eine allenfalls untergeordnete Rolle.

4.2.4 Sicherungsaufklärung

Die Verpflichtung des Arztes, dem Patienten sämtliche notwendigen Informationen der Behandlung zukommen zu lassen, endet nicht mit dem Abschluss des Eingriffes. Vielmehr wird eine Verpflichtung des Arztes angenommen, dem Patienten vor den Folgen seines (postoperativen) Verhaltens zu warnen.

Beispiel: Nach einer durchgeführten Sterilisation ist der Patient darüber aufzuklären, dass in bestimmten zeitlichen Abständen Kontrolluntersuchungen notwendig sind, um das Ergebnis des Eingriffs zu überprüfen. Kommt es nach einem unterlassenen Hinweis zu einer ungewollten Schwangerschaft, so kann hierfür der Arzt möglicherweise haftbar gemacht werden (OLG Hamm, VersR 2002, 1562)

Insbesondere muss der Arzt auf bestimmte Verhaltensregeln hinweisen, die für den Therapieerfolg wichtig sind und die der Patient zu beachten hat. Hier muss die Erläuterung so deutlich erfolgen, dass sie der Patient auch versteht. Gesteigerte Sorgfaltspflichten nimmt die Rechtsprechung insbesondere im Hinblick auf ambulante Eingriffe an, welchen eine Sedierung des Patienten vorangegangen ist.

4 Aufklärung und Einwilligung

Beispiel: Wird ein Patient im Rahmen seiner ambulanten Behandlung so stark sediert, dass seine Tauglichkeit, am Straßenverkehr teilzunehmen, für einen längeren Zeitraum erheblich eingeschränkt wird, ist der Arzt verpflichtet, ihn zum einen über die Folgen der Sedierung aufzuklären und zum anderen geeignete Maßnamen zu treffen, damit sich der Patient nach der durchgeführten Behandlung nicht unbemerkt entfernt (vgl. BGH, Urteil vom 08.04.2003, Az.: VI ZR 265/02).

Sofern es aufgrund der unterlassenen Sicherungsaufklärung zu einem Schaden am Patienten kommt, ist hierfür der Arzt haftbar zu machen.

4.3 Aufklärungsgespräch

Wie bereits dargestellt, schuldet der Arzt in allen Bereichen seines Handelns am Patienten immer dann eine umfassende Aufklärung, wenn dies für das Selbstbestimmungsrecht des Patienten entscheidend ist. Damit die Aufklärung, sofern sie denn geschuldet ist, einer rechtlichen Überprüfung im Konfliktfall auch standhält, muss sie ordnungsgemäß durchgeführt werden.
Die Frage nach der richtigen Aufklärung richtet sich danach,

- wer (Aufklärungsadressat),
- von wem (Aufklärungspflichtiger),
- worüber (Aufklärungsumfang),
- wie (Art und Weise der Aufklärung) und
- wann (Aufklärungszeitpunkt) aufzuklären ist.

Die Berücksichtigung dieser nachfolgend auszuführenden fünf „w's" sollte Gewähr dafür bieten, dass ein Aufklärungsgespräch in der von der Rechtsprechung geforderten ordnungsgemäßen Weise erfolgt.

4.3.1 Aufklärungsadressat

Zunächst einmal liegt es nahe, dass der zu behandelnde Patient in erster Linie derjenige ist, mit welchem das Aufklärungsgespräch geführt werden muss. Die Rechtsprechung zur Frage der ordnungsgemäßen Aufklärung wäre aber nicht derart umfangreich, wenn es auch nicht hier zahlreiche Besonderheiten gäbe.

4 Aufklärung und Einwilligung

Grundsätzliches

Dass eine bloße Formularaufklärung nicht für ausreichend angesehen wird, wenn nicht zusätzlich auch ein Aufklärungsgespräch geführt wird, ist ständige Rechtsprechung (vgl. BGH, NJW 1985, 1399). Da die Person des Aufklärungsempfängers maßgeblich dafür ist, welchen Umfang die Aufklärung haben muss, soll das Aufklärungsgespräch dazu dienen, die Person des Patienten besser kennenzulernen.

In erster Linie sind die intellektuellen Voraussetzungen beim Patienten zu berücksichtigen. Bei weniger gebildeten und intelligenten Patienten werden daher die Anforderungen insbesondere auch an die Verständlichkeit der Wortwahl strenger zu setzen sein, als bei intelligenteren Patienten, von denen beispielsweise erwartet werden kann, dass sie zur Erlangung weiterer Informationen nachfragen (vgl. BGH, NJW 1976, 363). Von der Möglichkeit sich darauf zu verlassen, dass der Patient schon nachfragen werde, sofern noch offene Fragen bestehen, sollte äußerst rudimentär Gebrauch gemacht werden. In jedem Fall sollte die Aufklärung so verständlich sein, dass man ohne besondere medizinische Vorkenntnisse dem Gespräch und dem Inhalt des Gespräches folgen kann.

Auch die private Lebensführung des Aufklärungsempfängers muss erfragt und beachtet werden. Aus dieser kann sich ergeben, dass objektiv geringgradige Auswirkungen einer Operation subjektiv für den Patienten besonders wichtig sind.

Beispiel: Sofern es bei einer Operation nur ein wenig wahrscheinliches Risiko gibt, dass ein Finger beeinträchtigt wird, so ist dies für den Durchschnittspatienten sicherlich kein aufklärungsbedürftiges Moment. Die Rechtsprechung hat aber entschieden, dass derartige Komplikationen für einen Pianisten derart gravierend sind, dass hier im Spezialfall eine ausführliche Aufklärung geschuldet ist (vgl. BGH, VersR 1980, 68).

Minderjährige

Auch beim Aufklärungsgespräch, das mit Minderjährigen geführt wird, ergeben sich Besonderheiten.

4 Aufklärung und Einwilligung

Zum einen ist der Minderjährige durchaus in der Lage, wirksame Einwilligungen abzugeben, sofern er die notwendige Einsicht und Willensfähigkeit besitzt. Dies ist sicherlich bei Minderjährigen zwischen 14 und 18 Jahren anzunehmen (vgl. BGH, NJW 1959, 811). Deshalb muss auch dieser Patient Adressat der Aufklärung sein. Bei Minderjährigen unter 14 Jahren ist es zwingend, auch die Einwilligung der Eltern einzuholen, wobei auch hier auf entsprechende Äußerungen des Minderjährigen Rücksicht zu nehmen ist (vgl. BGH, NJW 1991, 2 344).

Da grundsätzlich die Eltern nur gemeinschaftlich das Sorgerecht für das Kind ausüben, können sie nur gemeinschaftlich die Einwilligung zu einer Operation geben, und es müssen daher beide Eltern aufgeklärt werden. Es ist aber anerkannt, dass die Eltern sich gegenseitig ermächtigen können, für den anderen Elternteil mitzuentscheiden. Der Arzt darf auf derartige wechselseitige Ermächtigungen regelmäßig vertrauen. Dies insbesondere immer dann, wenn das Kind in Begleitung nur eines Elternteils zur Behandlung kommt. Nur wenn erhebliche Behandlungsrisiken mit dem geplanten Eingriff verbunden sind, muss der allein erscheinende Elternteil auf die Ermächtigung des anderen Elternteils hin angesprochen werden. Sofern schwierige Operationen mit weitreichenden und erheblichen Konsequenzen für das Kind anstehen, müssen beide Elternteile aufgeklärt und von beiden Elternteilen die Zustimmung eingeholt werden.

Beispiel: Die Herzoperation an einem noch nicht 8-jährigen Kind bedarf daher der Zustimmung beider sorgeberechtigter Elternteile (vgl. BGH, NJW 1988, 2946).

Psychisch Kranke/Bewusstlose/Sprachunkundige

Bei psychisch Kranken bzw. willensunfähigen Personen muss die Aufklärung gegenüber dem gesetzlichen Vertreter erfolgen. Sofern ein solcher nicht greifbar ist, ist der gesetzliche Betreuer zur Entgegennahme der Aufklärung und zur Entscheidung über die Einwilligung zu bestellen (vgl. BGH, NJW 1959, 811). Bei bewusstlosen Patienten sollte angestrebt werden, die Angehörigen zu dem mutmaßlichen Willen des Patienten zu befragen. Diese können jedoch ihrerseits nicht die Einwilligung erteilen, sondern nur darüber Auskunft geben,

4 Aufklärung und Einwilligung

was für einen vermeintlichen Wunsch der Patient geäußert hätte. Der Arzt darf sich bei bewusstlosen Patienten jedoch am sog. „verständigen" Patienten orientieren.

Man kann also festhalten, dass dringende Maßnahmen durchzuführen sind und weniger dringliche Eingriffe solange zurückgestellt werden müssen, bis eine Aufklärung dann möglich ist.

> **!** Bedeutet eine Nichtbehandlung für den Patienten möglicherweise schwere Folgen, die erheblichen Einfluss auf das weitere Leben des Patienten haben können, so kann man von einer mutmaßlichen Einwilligung stets ausgehen (vgl. OLG Celle, MedR 1984, 106); (vgl. zur mutmaßlichen Einwilligung IV. 3.3.).

Patienten, die der deutschen Sprache nicht kundig sind, haben dennoch einen Anspruch darauf, dass sie umfassend aufgeklärt werden. Der Arzt ist daher verpflichtet, einen Dolmetscher hinzuzuziehen. Es muss sich dabei aber nicht um einen öffentlich bestellten und vereidigten Dolmetscher handeln. Es ist vielmehr ausreichend, wenn beispielsweise eine Krankenschwester hinzugezogen wird, die die Sprache des Patienten spricht.

Zu beachten gilt es aber, dass zum einen klar dokumentiert werden muss, dass der Patient diese Aufklärung verstanden hat. Auch ist festzuhalten, wer die Aufklärung übersetzt hat. Denn letztlich trägt der Arzt die Beweislast dafür, dass der sprachunkundige Patient sämtliche Erklärungen verstanden hat (vgl. OLG München, VersR 1995, 95).

4.3.2 Aufklärungspflichtiger

Als Grundsatz kann festgehalten werden, dass der Arzt, der den Eingriff durchführt, regelmäßig auch zur Aufklärung verpflichtet ist. Es ist aber anerkannte Rechtsprechung, dass das Aufklärungsgespräch delegiert werden kann. Dann ist allein entscheidend, dass das Aufklärungsgespräch durch einen approbierten Arzt geführt wird. Dieser muss aber zudem Kenntnis von dem durchzuführenden Eingriff haben. Dies deshalb, weil nur so gewährleistet ist, dass dem Patienten alle relevanten Tatsachen mitgeteilt werden.

4 Aufklärung und Einwilligung

> **!** Die Delegation des Aufklärungsgespräches ist zulässig, der die Aufklärung übernehmende Arzt haftet aber dann im Falle eines Versäumnisses zum einen selbst. Der die Behandlung durchführende Arzt muss sich zum anderen das Aufklärungsversäumnis des aufklärenden Arztes zurechnen lassen.

Da an einer Behandlung des Patienten regelmäßig mehrere Ärzte, auch unterschiedlicher Fachrichtungen, beteiligt sind, ist jede spezielle Behandlungsaufgabe aufklärungspflichtig (vgl. OLG Hamm, VersR 1994, 815).
Obwohl auch der überweisende Arzt bereits den Patienten aufklären kann, da in diesem Moment schon der Entschluss zum Eingriff gefasst wird, sollte sich der operierende Arzt regelmäßig nicht darauf verlassen, dass eine hinreichende Aufklärung vorliegt. Er muss sich durch stichprobenartige Verständnisfragen Gewissheit verschaffen, ob tatsächlich ein Aufklärungsgespräch stattgefunden hat (vgl. BGH, VersR 1980, 68). Sofern der einweisende Arzt keinerlei Kenntnis über den tatsächlichen Befund hat, trifft ihn diese „Pflicht" zur eigenständigen Aufklärung nicht bzw. dann darf sich der den Eingriff durchführende Arzt selbstverständlich auch nicht darauf verlassen, dass der Patient bereits informiert wurde. Auch bei Patienten, die von einem Kollegen der gleichen Fachrichtung überwiesen wurden, sollte daher aus Eigeninteresse heraus nochmals ein Aufklärungsgespräch geführt werden. Der Hinweis des Patienten, dass er bereits aufgeklärt wurde, ist gesondert zu dokumentieren und durch Nachfragen zu verifizieren.
Grundsätzlich muss auch der operierende Arzt für ein Aufklärungsversäumnis einstehen. So ist von der Rechtsprechung entschieden, dass ein Chefarzt, der die Aufklärung eines Patienten einem nachgeordneten Arzt überträgt, grundsätzlich hierfür haftet. Er kann sich damit entlasten, dass er irrig die Auffassung vertreten hat, dass der nachgeordnete Arzt ordnungsgemäß aufgeklärt hat.

Praxistipp: Der delegierende Arzt muss aber darlegen können, welche organisatorischen Maßnahmen er ergriffen hat, um eine ordnungsgemäße Aufklärung sicherzustellen (OLG Koblenz, VersR 2009, 1077).

Offen gelassen hat in diesem Zusammenhang das OLG Koblenz, ob sich ein Oberarzt auf eine ordnungsgemäße Aufklärung eines Assistenzarztes ver-

4 Aufklärung und Einwilligung

lassen darf. Hier werden die Pflichten im Zusammenhang mit der Kontrolle der Aufklärungsdurchführung wohl nicht so hoch sein, wie die des Chefarztes. Gleichwohl muss sich aber der Oberarzt im Rahmen der Auseinandersetzung glaubhaft darauf berufen, dass er irrig die Auffassung vertreten hat, der Assistenzarzt hätte ordnungsgemäß aufgeklärt (OLG Koblenz, VersR 2009, 1077).

4.3.3 Aufklärungsumfang

Wie bereits ausgeführt wurde, muss die Aufklärung alle typischen Risiken der intendierten Behandlung umfassen. Somit muss stets über Art und Schwere der Behandlung und die möglichen Folgen aufgeklärt werden.

 Je weniger dringlich der Eingriff, desto höher die Anforderungen an die Aufklärungspflicht. Je schwerwiegender die mögliche Folge, desto eher ist auch über Risiken geringerer Wahrscheinlichkeit aufzuklären.

Als Sonderproblem ist auch die Motivation des Patienten zu berücksichtigen, also ob der Patient zur Verbesserung seiner Situation oder eines Dritten (Blut-, Organ-, Knochenmarkspende) handelt.

Beispiel: Ein Patient, der sich unter fremdnützigen Aspekten zur Blutspende bereit erklärt, muss durch eine umfassende Risikoaufklärung in die Lage versetzt werden, abzuschätzen, ob er ein – wenn auch seltenes – Risiko einer dauerhaften Beeinträchtigung zum Wohle der Allgemeinheit hinzunehmen bereit ist. Er muss demnach auch über seltene Risiken aufgeklärt werden (hier Traumatisierung des Hautnervs durch Einstich mit der Blutabnahmekanüle), wenn sie für den Eingriff spezifisch sind und bei ihrer Verwirklichung die Lebensführung erheblich beeinträchtigen können (vgl. BGH, Urteil vom 14.03.2006, Az.: VI ZR 279/04).

Eine allgemeingültige Festlegung des Aufklärungsumfangs verbietet sich aufgrund des jeweils maßgeblichen Einzelfalls. Wie dargelegt, spielen hier insbesondere auch die persönlichen Verhältnisse des Patienten, dessen berufliche Einbindung etc. eine gewichtige Rolle.

4 Aufklärung und Einwilligung

> **Praxistipp:** Es ist zu empfehlen, sich in der Praxis auf entsprechende Aufklärungsvordrucke des jeweiligen Eingriffes zu stützen und diese im persönlichen Gespräch mit dem Patienten abzuarbeiten, damit keine der möglichen Komplikationen vergessen wird. Darüber hinaus ist es selbstverständlich notwendig, dass mögliche, nur für den Patienten relevante Gefahren, gesondert angesprochen und vermerkt werden.

Es kann daher nur im Rahmen eines Negativkataloges festgelegt werden, worüber nach einhelliger Auffassung in der Rechtsprechung definitiv nicht aufgeklärt werden muss. So besteht ausdrücklich keine Aufklärungspflicht bei:

- der Beteiligung eines Arztanfängers,
- bei außergewöhnlichen, nicht vorhersehbaren Risiken,
- naturgemäß auch bei unbekannten Risiken,
- für den Fall, dass es sich um eine gleichartige und zeitnahe Wiederholungs-OP handelt, über die der Patient bereits aufgeklärt wurde
- beim sog. wissenden Patienten.

Bei einer gleichartigen Wiederholungs-OP ist ebenfalls die gebotene Sorgfalt zu beachten. Es muss sich tatsächlich um eine identische Operation handeln. Sofern auch nur ein unmaßgeblicher Teil von der Ausgangsoperation abweicht, muss über diesen besonderen Umstand aufgeklärt werden (OLG München, Urteil vom 15.01.2009, Az.: 1 U 3950/08).

> **Beispiel:** Sofern bei einer Frau, die bereits zwei Facelifts bekommen hat, ein weiteres Facelift durchgeführt wird und dafür erstmals in das Narbengewebe der vorherigen Eingriffe geschnitten wird, muss die Patientin darüber aufgeklärt werden, dass es aufgrund des Schnittes in das Narbengewebe zu Wundheilungsstörungen kommen kann.

Hier kann man also auf eine Aufklärung nur dann verzichten, wenn die Risiken identisch sind.

Die Notwendigkeit der Aufklärung kann dann entfallen, wenn der Patient bereits umfänglich vom anstehenden Eingriff weiß. Dabei ist notwendig, dass die Kenntnisse in der Tat fundiert sind und sich insbesondere auch auf die

4 Aufklärung und Einwilligung

Behandlungsrisiken beziehen. Dass dann aber in der Tat die Aufklärungsrüge nicht verfängt, hat nunmehr das OLG Köln ein weiteres Mal bestätigt. Wenn der Patient aufgrund eigener medizinischer Sachkenntnis beispielsweise über die Gefahren einer Infektion weiß, so fehlt es an einer Aufklärungsbedürftigkeit des Patienten hinsichtlich dieser Gefahr (OLG Köln, Urteil 22.04.2009, Az.: 5 U 152/08).

> **!** Dabei muss betont werden, dass man sich durch detailliertes Nachfragen davon überzeugen muss, dass tatsächlich entsprechende Kenntnisse beim Patienten vorhanden sind.
> Allein die Tatsache, dass es sich beim Patienten ebenfalls um einen Arzt handelt, darf nicht dazu führen, auf jedwede Aufklärung zu verzichten. Die Kenntnisse des Patienten sind zudem zu dokumentieren.

Selbstverständlich ist es auch möglich, dass Patienten auf die Aufklärung gänzlich verzichten. Dies bedeutet letztlich auch, dass dann die Aufklärungspflicht entfällt. Dies ist dann der Fall, wenn der Patient es aufgrund der eigenen Beunruhigung vorzieht, von den drohenden Gefahren nichts zu erfahren oder wenn er kundtut, dass er unter allen Umständen von seinem Leiden befreit werden will (vgl. BGH, VersR 1973, 244 und BGH, NJW 1959, 811). Der Aufklärungsverzicht sollte unbedingt durch die Unterschrift des Patienten dokumentiert werden.

> **!** Der Arzt schuldet grundsätzlich nur das Angebot zur Aufklärung. Ob der Patient dieses Angebot annimmt, entscheidet er für sich.

Das OLG München hat in einer Entscheidung aus dem Jahre 2009 die Grundsätze dargelegt, wonach es zunächst einmal dem Arzt freisteht, die Behandlungsmethode zu wählen. Das OLG München stellt dabei fest, dass die Auswahl der Behandlungsmethode primär Sache des Arztes ist. Der Arzt ist, sofern es mehrere gleich erfolgversprechende übliche Behandlungsmethoden gibt, nicht stets verpflichtet, dem Patienten alle medizinischen Möglichkeiten darzustellen und seine Wahl dem Patienten gegenüber zu begründen. Unter mehreren gleichwertigen Behandlungsmethoden kann der Arzt vielmehr diejenige auswählen, in der er am besten geübt ist oder die er für die bessere hält. Der Arzt muss den Patienten nur dann aufklären, wenn mehrere Behandlungsalternativen zur Verfügung stehen, die unterschiedliche Risiken und Chancen bieten. Dabei begründet, da unterschiedliche Behandlungen häufig auf der Risiko- und Chancenebene nicht völlig gleich gelagert verlaufen werden, nicht jeder Unterschied schon eine Aufklärungspflicht. Vielmehr muss, damit die Aufklärungspflicht des Arztes und dessen Haftungsrisiko nicht unbillig ausgeweitet und verhindert wird, dass der Arzt eine ansonsten in Anbetracht der Vielgestaltigkeit der modernen Medizin zwangsläufige, aber weder ihm noch dem Patienten dienliche weitreichende Vortragstätigkeit über medizinische Fachfragen entfalten muss, die Risiko- und Chancenstruktur signifikant in Punkten, die für den Patienten Bedeutung haben, abweichen.

Erfreulicherweise lässt sich das OLG München in der vorliegenden Entscheidung von Praktikabiliätserwägungen leiten, so dass nicht jede Behandlungsalternative tatsächlich aufklärungspflichtig ist (OLG München, Urteil vom 05.11.2009, Az.: 1 U 3028/09).

4.3.4 Art und Weise der Aufklärung

Wie bereits ausgeführt, muss die Aufklärung individuell patientenbezogen sein. Dies meint, dass der Arzt auf die jeweilige Verfassung des Patienten und dessen Auffassungsgabe Rücksicht nehmen muss. Darüber hinaus ist es nicht notwendig, dass die Aufklärung schriftlich erfolgt. Die Schriftlichkeit der Aufklärung dient dabei allein der Beweissicherung für den Arzt und der Gedächtnisstütze.

Wichtig ist aber, dass die Aufklärung in einem ausführlichen Gespräch mit dem Patienten stattfindet. Der Arzt muss im Gespräch mit dem Patienten klären, inwieweit dieser über Vorwissen verfügt und wo möglicherweise Verständnisprobleme sind.

Praxistipp: Es empfiehlt sich, im Rahmen des Aufklärungsgespräches den Patienten auch nach persönlichen Erfahrungen und seinem derzeitigen Gemütszustand zu fragen. Zwar ist dies nicht zur klassischen Aufklärung notwendig, belegt aber bei entsprechender Dokumentation, dass tatsächlich ein Gespräch stattgefunden hat.

Darüber hinaus besteht ein Gebot der schonenden Aufklärung. Der Arzt darf daher nicht ohne Ansehung der Person schonungslos den Eingriff darstellen.

4 Aufklärung und Einwilligung

Denn dies wird dem Patienten eher nicht die Möglichkeit verschaffen, eine ausgewogene Entscheidung zu treffen. Jedoch darf die Aufklärung wiederum nicht so schonend sein, dass sie als Verharmlosung gelten könnte, was dann die Unwirksamkeit der Einwilligung in den Eingriff zur Folge hätte.

Beispiel: Das bei einer Angiographie bestehende Risiko einer Halbseitenlähmung ist mit dem Hinweis auf ein „Schlägle das man medikamentös behandeln kann" unzureichend beschrieben (vgl. OLG Stuttgart, VersR 1988, 832). Dagegen darf wiederum die Gefahr einer dauerhaften Lähmung vor der Durchführung einer dringend indizierten Bandscheibenoperation als „denkbar gering" oder „sehr gering" dargestellt werden (vgl. BGH, NJW 1984, 2627).

Eine Ausnahme von der schonenden Aufklärung wird sicherlich im Rahmen der kosmetischen Operationen zu fordern sein. Hier fordert die Rechtsprechung, dass der Patient über die Erfolgsaussichten und Risiken des Eingriffs, wie bleibende Entstellungen und gesundheitliche Beeinträchtigungen, besonders sorgfältig, umfassend und gegebenenfalls schonungslos aufzuklären ist (vgl. BGH, MDR 1991, 424).

Praxistipp: Insbesondere bei kosmetischen Operationen, die allein eine Verbesserung der Ästhetik des Patienten als Ziel haben, ist es ratsam, nicht nur Lichtbilder von erfolgreichen Operationen vorzulegen, sondern auch Lichtbilder von Operationen, die nicht den gewünschten Erfolg hatten bzw. Komplikationen nach sich zogen, die erst nach einiger Zeit beherrscht werden konnten.

Bei kosmetischen Operationen muss die Aufklärung dem Umstand Rechnung tragen, dass es sich um einen nicht notwendigen Eingriff handelt, sondern der Wunsch zur Operation allein den besonderen Bedürfnissen des Patienten nach einer kosmetischen Verbesserung entspringt. Insbesondere der Narbenbildung ist hier sicherlich eine besondere Aufmerksamkeit zu widmen.

Es obliegt grundsätzlich nicht dem Arzt, zu entscheiden, ob er aufgrund therapeutischer Rücksichtnahme lieber auf ein Aufklärungsgespräch verzichtet. Dieses sog. „therapeutische Privileg" kann nur in ganz eng begrenzten Ausnahmefällen herangezogen werden. Dies beispielsweise dann, wenn eine schwer-

4 Aufklärung und Einwilligung

wiegende Störung des psychischen Befindens die Heilungsaussichten gefährdet (vgl. Frahm/Nixdorf, S. 119). Aber selbst dann ist durch eine Befragung der Angehörigen der mutmaßliche Wille des Patienten zu ermitteln.

Im Ergebnis sollte daher das therapeutische Privileg nicht von vornherein die Art der Aufklärung bestimmen, sondern es kann allenfalls bei späterer Auseinandersetzung mit dem Patienten als Hilfsargument zur Rechtfertigung einer eher dürftigen Aufklärung dienen.

Aufklärung per Telefon

Der Bundesgerichtshof hat festgestellt, dass auch eine Aufklärung per Telefon zulässig ist (BGH, Urteil vom 15.06.2010, Az.: VI ZR 204/09).

Gegenstand der Entscheidung war die Operation eines minderjährigen Patienten. Anlässlich dieser Operation wurde mit dem Vater des Patienten ein Telefonat über den anstehenden Eingriff geführt. Im Anschluss an dieses Telefonat haben dann die Eltern das Einwilligungsformular unterzeichnet. Streitig ist, ob eine telefonische Aufklärung (die Einwilligung erfolgte schriftlich) ausreichend war.

Hierzu führt der Bundesgerichtshof wie folgt aus:

> *„Das Berufungsgericht ist in tatrichterlicher Würdigung verfahrensfehlerfrei zu der Überzeugung gelangt, dass der Beklagte zu 2 den Vater der Klägerin in einem Telefongespräch zwei Tage vor der Operation in gebotenem Umfang vollständig und zutreffend über die Risiken der Anästhesie aufgeklärt hat. Der Auffassung der Revision, dass das Telefongespräch nicht den Anforderungen genügte, die der Senat an ein vertrauensvolles Gespräch zwischen Arzt und Patient stellt, kann unter den besonderen Umständen des Streitfalles nicht gefolgt werden.*
>
> *Grundsätzlich kann sich der Arzt in einfach gelagerten Fällen auch in einem telefonischen Aufklärungsgespräch davon überzeugen, dass der Patient die entsprechenden Hinweise und Informationen verstanden hat. Ein Telefongespräch gibt ihm ebenfalls die Möglichkeit, auf individuelle Belange des Patienten einzugehen und eventuelle Fragen zu beantworten (vgl. Senatsurteil BGHZ 144, 1, 13). Dem Patienten bleibt es unbenommen, auf ein persönliches Gespräch zu bestehen. Handelt es sich dagegen um kom-*

4 Aufklärung und Einwilligung

plizierte Eingriffe mit erheblichen Risiken, wird eine telefonische Aufklärung regelmäßig unzureichend sein.

Das Aufklärungsgespräch betraf im Streitfall die typischen Risiken einer Anästhesie im Zusammenhang mit einem – nach den Feststellungen des Berufungsgerichts – eher einfachen chirurgischen Eingriff. Die Anästhesie hatte gewisse, durchaus erhebliche, aber insgesamt seltene Risiken. Nach den weiteren Feststellungen des Berufungsgerichts dauerte das Telefonat 15 Minuten und wurde von dem Vater der Klägerin selbst als angenehm und vertrauensvoll bezeichnet. Unter diesen Umständen begegnet es aus revisionsrechtlicher Sicht keinen Bedenken, dass das Berufungsgericht die Vorgehensweise des Beklagten zu 2 als zulässige Möglichkeit der Aufklärung über die Risiken der Anästhesie angesehen hat. Dabei hat es mit Recht dem Umstand besondere Bedeutung beigemessen, dass der Beklagte zu 2 bei seinem Telefongespräch mit dem Vater darauf bestanden hat, dass beide Elternteile am Morgen vor der Operation anwesend sind, nochmals Gelegenheit zu Fragen erhalten und so dann ihre Einwilligung zur Operation durch Unterzeichnung des Anästhesiebogens einschließlich der handschriftlichen Vermerke erteilen."

4.3.5 Aufklärungszeitpunkt

Da die Aufklärung die Selbstbestimmung des Patienten, ob er den Eingriff durchführen lassen will oder nicht, gewährleisten soll, muss die Aufklärung naturgemäß so rechtzeitig erfolgen, dass der Patient die notwendige Zeit hat, selbstbestimmt die Vor- und Nachteile des Eingriffes abzuwägen und sie möglicherweise auch mit Dritten zu besprechen.

 Das Selbstbestimmungsrecht des Patienten fordert die Rechtzeitigkeit der Aufklärung, damit die Überlegungsfreiheit ohne vermeidbaren Zeitdruck gewährleistet ist.

So gilt, dass bei planbaren Operationen spätestens am Vortag (gemeint ist damit eine Zeitspanne von 24 Stunden) das Aufklärungsgespräch geführt werden muss. Wenn eine Aufklärung des stationär aufgenommenen Patienten

also erst am Operationstag geführt wird, ist dies grundsätzlich verspätet (vgl. BGH, VersR 1992, 960).
Die viel geübte Praxis in Klinken, die Aufklärung erst am Abend oder Nachmittag vor dem Eingriff vorzunehmen, ist schlicht falsch.
Selbstverständlich ist, dass eine bereits erfolgte Narkose- oder Schmerzmittelgabe die freie Entscheidungsbildung derart beeinflusst, dass ein selbstbestimmter Entschluss nicht mehr getroffen werden kann und eine entsprechende Aufklärung daher als nicht stattgefunden gelten muss.
Auch am Vorabend der Operation wird es als verspätet angesehen, dem Patienten über gravierende Risiken Mitteilung zu machen (vgl. BGH, NJW 1992, 2351). Dies gilt umso mehr bei nicht dringlichen Eingriffen, die mit erheblichen Risiken und Belastungen verbunden sind.

Beispiel: Die Aufklärung der Eltern eines erst wenige Wochen alten Kindes über eine notwendige Herzoperation am Vorabend der Operation ist verspätet (OLG Frankfurt, Urteil vom 24.02.2009, Az.: 8 U 103/08).

Sofern sich bis zum Operationstermin keine weiteren Tatsachen ergeben können, weil die Operation nicht mehr von weiteren wichtigen Untersuchungsbefunden abhängt, ist bereits bei Vereinbarung eines Operationstermins von einer Verpflichtung zur Aufklärung auszugehen (vgl. BGH, NJW 1992, a.a.O.).
Lediglich bei einfachen ambulanten Eingriffen soll es ausreichend sein, den Patienten am selben Tag aufzuklären. Der Patient darf aber auch zu diesem Zeitpunkt noch nicht derart in den Ablauf des Geschehens eingebunden sein, dass sich ihm der Eindruck vermittelt, sich hiervon nicht mehr lösen zu können. Stets muss dem Patienten die Möglichkeit eingeräumt werden, den vorstehenden Eingriff ruhig abzuwägen.

Praxistipp: Bei zeitlich und sachlich nicht dringenden Wahleingriffen mit erheblichen Risiken, sollte bereits bei Vereinbarung des Operationstermins die Aufklärung erfolgen.

Auch hier gilt selbstverständlich die Ausnahme, dass die Aufklärung kurzfristig erteilt werden kann, wenn der Patient den Zeitpunkt der Aufklärung selbst bestimmt. Auch hier muss aber nochmals an die Notwendigkeit einer umfassenden und gesonderten Dokumentation hingewiesen werden.

4.4 Aufklärungsdokumentation

Die ärztliche Dokumentation ist gerade auch im Fall nicht immer vermeidbarer Auseinandersetzungen mit dem Patienten ein wichtiges Instrument, um zum einen den Behandlungsverlauf, zum anderen aber auch entsprechende Maßnahmen und Vorkehrungen zu belegen. Auch im Rahmen der geschuldeten Aufklärung ist es daher notwendig, dass diese umfänglich und verständlich dokumentiert ist. Leider findet man in der anwaltlichen Praxis häufig nur den Vermerk „Gespräch". Dies ist offenkundig eher unzureichend.

 Es genügt nicht Recht zu haben, man muss es auch beweisen können.

Die Dokumentation des Aufklärungsgespräches sollte daher im eigenen Interesse äußerst sorgfältig und umfassend in die Behandlungsunterlagen Einzug halten. Es ist entscheidend, dass sich aus den Notizen ergibt, wann, wie, worüber und durch wen aufgeklärt wurde. Es sind dies die essenziellen Kernpunkte einer jeden Aufklärung. Sofern sich individuelle Momente ergeben, die für den jeweiligen Patienten eine Rolle spielen können, ist dies ebenfalls zu dokumentieren. Auch hier empfiehlt es sich nochmals, die bereits benannten und bekannten Vordrucke zu verwenden, dies jedoch nur als Gedächtnisstütze und nicht als Ersatz für ein ausführliches Aufklärungsgespräch. Die Anwesenheit von (eigenen) Zeugen oder Dritten ist idealerweise auch schriftlich niederzulegen.

Beispiel: Folgende Aufklärungs- und Einwilligungsdokumentation ist nicht ausreichend: „Ich bin von Dr. ... über alle möglichen Risiken des intendierten Eingriffs vollständig aufgeklärt worden und habe keine Fragen mehr."

Der bloße Hinweis in der Dokumentation auf „mögliche Risiken" ist nicht ausreichend. Vielmehr muss jedes Risiko aufgeführt werden, dass dem Patienten mitgeteilt wurde.
Nochmals muss betont werden, dass die ärztliche Dokumentation, die grundsätzlich bis zum Beweis des Gegenteils als wahr unterstellt wird, die beste Möglichkeit ist, unberechtigten Forderungen und Anwürfen durch den Patienten entgegenzutreten.

4 Aufklärung und Einwilligung

Dabei ist es ein anerkannter Grundsatz, dass nicht die Schriftlichkeit der Aufklärung Voraussetzung für deren Wirksamkeit ist. Die Schriftlichkeit und damit auch die Dokumentation der Aufklärung dienen der Beweisbarkeit für den Arzt. Wichtig und unumstößlich ist aber, dass die Aufklärung in einem ausführlichen Patientengespräch erfolgt, welches auch die Person des Patienten beim Aufklärungsgespräch berücksichtigt (beispielsweise Anpassung der Sprache, Hinzuziehung eines sprachkundigen Dritten etc.).

4.5 Einwilligung

Die vorgenannten Grundsätze zur Aufklärung des Patienten sollen dafür Gewähr bieten, dass die vom Patienten nachfolgend gegebene Einwilligung zum Eingriff wirksam ist. Denn die Einwilligung muss in Kenntnis aller relevanten Risiken und in Kenntnis des Ablaufs der Behandlung gegeben werden, um rechtsverbindlich zu sein. Auch die Einwilligung als solche ist dann nochmals in der Patientenakte ausdrücklich zu dokumentieren und durch eine Unterschrift des Patienten zu belegen.

Gleichwohl bedingt nicht jedwede unterlassene Aufklärung, dass eine unwirksame Einwilligung, die dann letztlich als keine Einwilligung gilt, vorliegt. Bestrebungen in der Rechtsprechung, die unterlassene Aufklärung bereits als schadenauslösendes Moment anzusehen, weil das Selbstbestimmungsrecht des Patienten verletzt wurde, wurde eine klare Absage erteilt.

Tatsache ist, dass eine unterlassene Aufklärung an sich noch keinen Schadensersatzanspruch auslöst. Sofern sich aber ein Risiko verwirklicht, das aufklärungspflichtig gewesen wäre, ist dann ein Schadensersatzanspruch des Arztes anzunehmen, obgleich beispielsweise die Risikoverwirklichung als solche noch keinen Behandlungsfehler darstellen muss.

4.5.1 Rückwirkende Einwilligung

Grundsätzlich ist eine rückwirkende Einwilligung, in diesem Fall dann Genehmigung genannt, des Eingriffs nicht möglich und hebt insbesondere auch die Rechtswidrigkeit der Köperverletzung nicht auf. Eine nach erfolgter Aufklärung gegebene Genehmigung des Eingriffs kann aber möglicherweise als

Verzicht auf Schadensersatzansprüche ausgelegt werden (vgl. OLG Stuttgart, VersR 1989, 50).

4.5.2 Hypothetische Einwilligung und Entschädigungskonflikt

Auch im Fall einer unterlassenen oder unzureichenden Aufklärung ist es dem Arzt jedoch nicht verwehrt, sich darauf zu berufen, dass der Patient sich in jedem Fall für den Eingriff entschieden hätte und zu diesem konkreten Eingriff auch bei ordnungsgemäßer Aufklärung seine Einwilligung erteilt hätte.

Für die Feststellung dieser hypothetischen Einwilligung legt die Rechtsprechung jedoch einen sehr strengen Maßstab an. Es ist dem Arzt beispielsweise verwehrt, zu argumentieren, dass ein vernünftiger Patient diesen Eingriff in jedem Fall hätte durchführen lassen. Da es um den Schutz des Selbstbestimmungsrechtes geht, ist gerade der individuelle Patient maßgeblich. Allgemeine Vernunftserwägungen haben hier leider keinen Raum (vgl. BGH, NJW 1990, 2928).

Wenn der Arzt aber entsprechenden substantiierten Vortrag macht, muss der Patient kundtun, dass er sich bei ordnungsgemäßer Aufklärung in einem echten Entscheidungskonflikt befunden hätte. Der Patient muss also darlegen, dass er bei Kenntnis der Risiken den Eingriff hätte nicht durchführen lassen. Dies wird bei Eingriffen, denen eine zwingende Indikation insbesondere zur Vermeidung letaler Folgen vorangegangen ist, eher schwerlich gelingen.

4.5.3 Mutmaßliche Einwilligung

Bei Notfalloperationen kann man zudem regelmäßig von einer mutmaßlichen Einwilligung des Patienten zur Vornahme der vital indizierten Notoperation ausgehen.

Sofern sich intraoperativ ergibt, dass eine Operationsausweitung notwendig ist, dann ist von einer mutmaßlichen Einwilligung des Patienten auszugehen, wenn der Abbruch des Eingriffs medizinisch unvertretbar ist oder eine absolute Indikation vorliegt (vgl. BGH, NJW 1993, 2372).

Wenn sich eine Operationserweiterung jedoch bereits vor dem Eingriff abzeichnet, ist hier in jedem Fall darüber aufzuklären. Nur für den Fall, dass es vertretbar ist, ist die Operation abzubrechen und der Patient nach Abklingen

4 Aufklärung und Einwilligung

der Narkosewirkung darüber aufzuklären, dass eine Erweiterung notwendig ist. Erst nach erfolgter Einwilligung kann dann die erweiterte Operation fortgesetzt werden.

Beispiel: Liegt eine Einwilligung zu einer umfangreichen Bauchoperation mit bereits erheblichen Risiken vor, kann von einer stillschweigenden Einwilligung in eine medizinisch gebotene Erweiterung ausgegangen werden, wenn die geplante Magenresektion zu einer Pankreas-Splenektomie wegen eines dringenden Karzinomverdachtes ausgeweitet wird (vgl. OLG Frankfurt, NJW 1981, 1322).

4.5.4 Widersprechende Entscheidungen bei Minderjährigen

Ein Sonderproblem ist darin zu sehen, wenn sich die Eltern und das zu behandelnde Kind im Hinblick auf die Einwilligung widersprechen.
Sofern es bei neutraler Betrachtung sachliche Gründe für die Entscheidung der Eltern gibt, geht vereinzelt das Sorgerecht vor und das Selbstbestimmungsrecht des Patienten wäre dann ausnahmsweise einmal unmaßgeblich. Auch dies ist jedoch kein Grundsatz, sondern eine Frage des Einzelfalls. Verweigert ein Minderjähriger bei entsprechender Reife und Einsicht im Gegensatz zu den Eltern die Zustimmung, geht jedenfalls dann der Wille des Minderjährigen vor, wenn ein nicht absolut indizierter Eingriff ansteht, der zudem schwierige Risiken in sich birgt (vgl. Frahm/Nixdorf, S. 128).

Beispiel: Eine Minderjährige (16 Jahre) bedarf zur Einwilligung in den mit einem Schwangerschaftsabbruch verbundenen ärztlichen Eingriff nicht der Zustimmung ihrer Erziehungsberechtigten, wenn sie nach ihrem Reifegrad in der Lage ist, die Bedeutung eines Schwangerschaftsabbruchs und dessen Tragweite für ihr Leben zu erkennen (vgl. AG Schlüchtern, NJW 1998, 832).

Sofern die Eltern die Einwilligung verweigern und dies medizinisch unvertretbar oder missbräuchlich ist, muss sich der Arzt an das Vormundschaftsgericht wenden. Vereinzelt wird auch angenommen, dass bei Gefahr in Verzug sich der Arzt über die Weigerung der Eltern hinwegsetzen darf. Dies muss aber äußerst

4 Aufklärung und Einwilligung

gravierenden Fällen, wo die letale Bedrohung bereits greifbar ist, vorbehalten bleiben.

> **Beispiel:** Für ein volljähriges, geistig behindertes Kind eines Angehörigen der Glaubensgemeinschaft der Zeugen Jehovas kann das Vormundschaftsgericht gegen den Willen der Eltern (oder eines Elternteils) die Vornahme einer Bluttransfusion dann anordnen, wenn sie notwendig ist, um den Patienten, der aufgrund seines psychischen Zustandes nicht selbst in die Blutübertragung einwilligen kann, aus einer lebensbedrohlichen Situation zu retten (vgl. AG Nettetal, Urteil vom 19.10.1995, Az.: 9 X 119/95).

Dem Gericht steht es sogar frei, bei besonderer Eilbedürftigkeit die vorläufige Anordnung der Maßnahme zu treffen, ohne vorher die Eltern anzuhören oder ihnen rechtliches Gehör zu geben (vgl. OLG Celle, NJW 1995, 792).
Sofern sich die Eltern des Kindes untereinander nicht einigen können, ob eine medizinische Maßnahme notwendig ist und somit durchgeführt werden soll, kann das Familiengericht einem Elternteil die Kompetenz zur Herbeiführung der Entscheidung übertragen.

> **Beispiel:** Da die Entscheidung, ob und in welchem Umfang ein Kind geimpft werden soll, von erheblicher Bedeutung ist, müssen beide sorgerechtsberechtigten Eltern einwilligen. Sofern hierüber zwischen den (getrennt lebenden) Eltern keine Einigkeit erzielt wird, kann das Gericht demjenigen Elternteil die Entscheidungskompetenz übertragen, der nach Auffassung des Gerichtes am ehesten dazu geeignet ist, eine am Kindeswohl ausgerichtete Entscheidung zu treffen (vgl. KG Berlin, FamRZ 2006, 142).

4.5.5 Verweigerung der Einwilligung

Da die Aufklärung dem Selbstbestimmungsrecht des Patienten Rechnung tragen soll, hat er auch als Ausfluss des Art. 2 GG das Recht, operative Eingriffe ausdrücklich zu verweigern.
Dieses Selbstbestimmungsrecht beinhaltet für den Einzelnen die Möglichkeit, auch eine metaphysisch und durch irrationale Komponenten gestützte Entscheidung treffen zu können. Dies bedeutet, dass dann, wenn der Patient

4 Aufklärung und Einwilligung

wirksam seine Einwilligung zu einem Eingriff verweigert, der Arzt sich grundsätzlich daran zu halten hat. Dies gilt selbst dann, wenn die Verweigerung zur Operation medizinisch völlig unvernünftig ist und der Patient sich damit in Lebensgefahr oder die Gefahr des sicheren Todes begibt. Wenn der Arzt abredewidrig oder unter Täuschung des Patienten im beratenden Gespräch eine Behandlung vornimmt, verletzt er damit in der Regel seine vertraglichen Verpflichtungen. Darüber hinaus kann er damit zugleich eine unerlaubte Handlung im Sinne des § 823 BGB begehen, die eine Schadensersatzforderung in Form von Schmerzensgeld nach sich ziehen kann. Zudem kann sich der Arzt aufgrund der fehlenden Einwilligung einer Körperverletzung schuldig machen.

Beispiel: Verweigert ein Zeuge Jehovas aus religiösen Gründen die Einwilligung in eine Bluttransfusion, so ist der Arzt hieran gebunden. Dies selbst dann, wenn die unterlassene Gabe von Fremdblut den Patienten in Lebensgefahr oder in die Gefahr des sicheren Todes begibt (vgl. OLG München, NJW-RR 2002, 811).

Der vorbenannte Grundsatz erhält jedoch durch die Rechtsprechung dahingehend eine Relativierung, als der hypokratische Eid und das Berufsethos des Arztes eine Rolle spielen können. Die Rechtsprechung geht davon aus, dass der Arzt, der einen Patienten zur Behandlung übernimmt, der die entsprechende Einschränkung zur Bluttransfusion aufgrund religiöser Überzeugung gemacht hat, nicht zum willenlosen Spielball dieser Verfügung des Patienten wird. Denn es wird angenommen, dass ein Patient, der eine Bluttransfusion verweigert, nicht davon ausgehen kann, dass der Arzt ihn ohne „wenn und aber" sterben lässt und sich in jedem Fall an diese Einschränkung halten wird.
Dies wird unter anderem damit begründet, dass dem Patienten frei steht, sich in die Obhut von Ärzten zu begeben, die sich ohne jeglichen Vorbehalt dem Glaubensimperativ beispielsweise der Zeugen Jehovas beugen (vgl. OLG München, a.a.O.).
Diese Einschränkung der Rechtsprechung muss jedoch im Lichte der Bluttransfusions- bzw. Operationsverweigerung aus religiösen Gründen gesehen werden. Selbstverständlich kann der Arzt sich nicht über den ausdrücklichen Willen des Patienten hinwegsetzen und ihn beispielsweise „zwangsoperieren".

4 Aufklärung und Einwilligung

Sofern sich aber erst intraoperativ die Notwendigkeit ergibt, sich über getroffene Vereinbarungen und Zusagen hinwegzusetzen und dies vor Behandlungsbeginn noch nicht absehbar ist, sollte in der Tat die Entscheidung des Arztes zu Gunsten seines Berufsethos ausfallen. Die anschließend aufkommende Frage der Verletzung des Persönlichkeitsrechtes des Patienten und einer möglichen Körperverletzung ist sicherlich nicht derart unangenehm zu diskutieren, wie die Frage, ob tatsächlich eine wirksame Verweigerung der zwingend notwendigen Behandlung, deren Unterlassung dann letztlich zum Tod geführt hat, vorlag.

4.5.6 Einwilligung in die Person des Operateurs

Das Oberlandesgericht Köln hat entschieden, dass die Einwilligung des Patienten auch die Person des Operateurs umfasst und somit ein weiteres Kriterium der Einwilligung klar herausgearbeitet (OLG Köln, Urteil vom 25.08.2008, Az.: 5 U 28/08).
Gegenstand der Entscheidung waren die Schmerzensgeld- und Schadensersatzforderungen einer Patientin, die die Klinik aufgrund eines Organisationsfehlers in die Haftung genommen hatte.
Sie wurde am Knie operiert. Dies jedoch nicht durch den Operator, der ihr dies vor der Operation lediglich in Aussicht gestellt hatte. Die Operationsdurchführung durch einen bestimmten Arzt war daher nicht Gegenstand der Aufklärung. Es lag insbesondere auch kein Wahlleistungsvertrag vor, da es sich bei der Patientin um eine gesetzlich versicherte Patientin handelte. Da es während der Operation zu einer Komplikation gekommen ist, macht die Klägerin nunmehr Schmerzensgeld und Schadensersatzansprüche (insbesondere Verdienstausfall) geltend. Dies deshalb, weil der Eingriff nicht von der Einwilligung gedeckt gewesen sei, da die Patientin nur in die Operation durch einen bestimmten Arzt eingewilligt habe.
Das Oberlandesgericht Köln nimmt zunächst einmal an, dass der Eingriff nicht von der Einwilligung der Patientin gedeckt war. So gesehen war der Eingriff daher rechtswidrig. Das Oberlandesgericht Köln nimmt an, dass die Einwilligung der Klägerin, die auf einen Eingriff durch einen bestimmten Operateur beschränkt war, die Behandlung nicht gedeckt und gerechtfertigt hat.
Dazu führt das Oberlandesgericht Köln wie folgt aus:

4 Aufklärung und Einwilligung

> *„Ist die Einwilligung eines Patienten dahin beschränkt, dass ein bestimmter Arzt den Eingriff vornimmt, darf ein anderer Arzt den Eingriff nur nach entsprechender Mitteilung an den Patienten und dessen Einwilligung vornehmen."*

Bedeutend ist im vorliegenden Fall, dass unstreitig wohl keine unbedingte Zusage einer Operation durch einen bestimmten Arzt vorlag, sondern lediglich eine vage Möglichkeit in Aussicht gestellt wurde. Das Oberlandesgericht sah dies jedoch als ausreichend an, da eine Beschränkung der Einwilligung der Klägerin vorlag. Denn auch wer keinen Anspruch auf Behandlung durch einen bestimmten Arzt hat, kann anderen Ärzten in Ausübung seines Selbstbestimmungsrechtes einen Eingriff in seine Gesundheit verbieten. Dabei ist es nach Auffassung des Oberlandesgerichts Köln möglich, eine solche Beschränkung ausdrücklich zu erklären. Jedoch kann eine solche Untersagung sich auch aus den Umständen ergeben. Da seitens des von der Klägerin gewünschten Arztes ihr vor der Operation (wenn auch unverbindlich) zugesichert wurde, dass er die Operation selbst durchführen werde, wenn dies möglich ist, kann angenommen werden, dass sich die Beklagte nur deshalb in das entsprechende Klinikum begeben hat, weil sie mit einer Durchführung des Eingriffes durch diesen Arzt gerechnet hat. Da keine weiteren Absprachen erfolgt sind, konnte die Patientin davon ausgehen, dass sie der bestimmte Arzt operiert.

Das Oberlandesgericht Köln führt hierzu wie folgt aus:

> *„Wer eine – verbindliche oder aber auch unverbindliche – Absprache über die Person des Operateurs trifft, legt regelmäßig besonderen Wert darauf, dass der von ihm ausgewählte und jedenfalls grundsätzlich zum Eingriff bereite Arzt tatsächlich tätig wird. Mit der ihm zuvor nicht offenbarten Durchführung der Operation durch einen anderen Arzt würde ein Patient angesichts der Bedeutung und der nicht unerheblichen Risiken eines gesundheitlichen Eingriffes dagegen in aller Regel nicht einverstanden sein."*

Letztlich ist also festzuhalten, dass im vorliegenden Fall trotz der Unverbindlichkeit der Zusage der Eingriff durch einen anderen Arzt durch die Einwilligung nicht gedeckt war.

Das Klinikum war deshalb für diese Vorgänge verantwortlich, weil man ihm ein Organisationsverschulden angelastet hat. Das Oberlandesgericht Köln

4 Aufklärung und Einwilligung

ging davon aus, dass die beklagte Klinik dafür einzustehen hat, dass der Informationsfluss unter den Ärzten aufrecht erhalten bleibt und ordnungsgemäß funktioniert. Dass die anderen Ärzte von der unverbindlichen Zusage nichts wussten, belegt nach Auffassung des Oberlandesgerichtes Köln die fehlerhafte Organisation.

Dazu führt das Oberlandesgericht Köln wie folgt aus:

> *„Es ist anerkannt, dass bei der Zusammenarbeit von Ärzten auf der Ebene der Gleichordnung, etwa der Zusammenarbeit der einzelnen Fachabteilungen desselben Krankenhauses, für jeden Beteiligten eine Pflicht zur Koordination und insbesondere zur Gewährleistung des für die Arbeit des jeweils anderen notwendigen Informationsflusses besteht. Vor diesem Hintergrund hatte das beklagte Klinikum durch organisatorische Maßnahmen dafür zu sorgen, dass Absprachen über die Person des Operateurs dokumentiert wurden und auf diese Weise allen mit der Behandlung des Patienten befassten Ärzten, insbesondere solchen, die als Operateur in Betracht kamen, bekannt werden konnten und mussten.*
>
> *Diese organisatorischen Maßstäbe galten auch für die unverbindliche, unter dem Vorbehalt des Möglichen gestellte Absprache, die dem Patienten zwar keinen Anspruch auf das Tätigwerden eines bestimmten Arztes einräumten, in denen aber gleichwohl ein ganz wesentliches und beachtenswertes Anliegen des Patienten zum Ausdruck kam."*

Das Oberlandesgericht Köln ließ auch Einwände im Hinblick auf die fehlende Praktikabilität dieses Vorgehens nicht zu, denn es fordert, dass derartige unverbindliche Zusagen schlicht in der Patientenkartei dokumentiert werden.

5 Das Patientenrechtegesetz

Derzeit liest und hört man viel darüber, dass die Bundesregierung ein neues Patientenrechtegesetz beschlossen hat. In der Tat hat der Deutsche Bundestag zwischenzeitlich einen entsprechenden Gesetzentwurf beschlossen und der Bundesrat hat diesem am 01.02.2013 zugestimmt (vgl. zum Gesetzestext Anhang VI).
Wenn man die Berichterstattung über dieses Gesetz verfolgt, so könnte man schnell den Eindruck gewinnen, dass es sich hierbei um eine bahnbrechende Neuerung und um eine erhebliche Verbesserung der Patientenrechte handelt.

5.1 Grundsätzliches

Tatsächlich handelt es sich dabei aber in weiten Teilen lediglich um die Kodifizierung eines seit Jahrzehnten ausgefeilten und dennoch flexiblen Richterrechts.
Denn beispielsweise Fragen der Einsichtnahme in Patientenunterlagen, der Aufklärung und der Einwilligung, des Behandlungsvertrages und der wechselseitigen daraus resultierten Rechte und Pflichten sind seit Jahrzehnten juristisch aufgearbeitete und geklärte Fragestellungen.
Es ist gerade also nicht so, dass der Patient in der Vergangenheit, wie der nunmehrige Name „Patientenrechtegesetz" suggerieren mag, ohne Rechte seinem Arzt gegenüber gestanden hat. Vielmehr waren die allgemeinen Regelungen, die sich aus dem BGB beispielsweise für den Dienstvertrag ergeben, ausreichend, um auch diese Rechte und Pflichten von Arzt bzw. Patient zu regeln.
Man folgt mit dem Patientenrechtegesetz einem Trend immer speziellere Regelungen in die Gesetze einzuarbeiten. Man gibt dabei aber den großen Vorteil der Flexibilität und der Möglichkeit der konkreten Anwendung eines abstrakten Gesetzes auf. Gerade diese Möglichkeiten haben es aber in der Vergangenheit ermöglicht, flexibel, auch unter Berücksichtigung gesellschaftlicher Wertvorstellungen, Recht zu sprechen.
Gleichwohl ist dieses Gesetz in Kraft getreten und beinhaltet somit zahlreiche Regelungen, die bekannt sein sollten.

Grund zur Aufgeregtheit besteht also im Hinblick darauf, dass die nunmehr „neuen" Regelungen bereits seit Jahrzehnten gelten, eigentlich nicht.
Die wesentlichen Regelungen des Patientenrechtegesetzes finden sich zukünftig im Bürgerlichen Gesetzbuch und zwar ab den §§ 630a ff. Dies macht deutlich, dass es sich beim Patientenrechtegesetz eigentlich nicht um ein Gesetz im klassischen Sinne handelt, sondern um eine Reform des Bürgerlichen Gesetzbuches. Hinzu kommt noch die Stärkung der Versichertenrechte in der gesetzlichen Krankenversicherung, auf die an dieser Stelle wegen des fehlenden Bezugs zum Buch nicht eingegangen wird. Auch hier wird dabei aber im SGB V lediglich in einzelnen Paragrafen eine Modifizierung vorgenommen.
Das Gesetz umfasst im Wesentlichen insbesondere unter Berücksichtigung der Aufklärung und Einwilligung folgende Bereiche.

5.2 Behandlungsvertrag

Zunächst einmal wird ausdrücklich der Behandlungsvertrag zwischen Arzt und Patient im Bürgerlichen Gesetzbuch verankert.
Hier war früher das Dienstvertragsrecht einschlägig. An dieser Stelle siedelt man nun auch den Behandlungsvertrag an. Es wird mit diesem Paragrafen die Vertragsbeziehung zwischen Patienten und Ärzten geregelt. Dies ist allerdings nicht der ausschließliche Inhalt, auch für andere Heilberufe wie beispielsweise Heilpraktiker, Hebammen, Psycho- oder Physiotherapeuten ist dies die zentrale Regelung der vertraglichen Grundlagen.

5.3 Aufklärung

Auch die Aufklärung wird tatsächlich gesetzlich normiert. Die Patienten müssen, wie bisher auch schon, nach dem ausdrücklichen Gesetzeswortlaut verständlich und umfassend informiert werden.
Dies über erforderliche Untersuchungen, Diagnosen und auch beabsichtigte Therapien.
Klar geregelt wird, dass der Arzt auch eine wirtschaftliche Aufklärungspflicht hat. Der Patient muss also auch über die mit der Behandlung verbundenen Kosten informiert werden. Dies bedeutet insbesondere einen Hinweis darauf,

welche Behandlungskosten nicht von der Krankenkasse übernommen werden, zumindest dann, wenn der Behandelnde dies weiß.
Es ist ein anerkannter Grundsatz und sicherlich die am wenigsten überraschende Kodifizierung des Richterrechtes, dass Patienten umfassend über die bevorstehende Behandlung, die sich daraus ergebenden Risiken und Notwendigkeiten aufgeklärt werden müssen. Dass diese Aufklärung auch rechtzeitig erfolgen muss, versteht sich von selbst. Denn der Patient muss selbstbestimmt und ohne Druck von außen entsprechend überlegen und die Entscheidung treffen können. All dies sind allbekannte Grundsätze (vgl. oben).
Die rein schriftliche Aufklärung reicht, wie bisher auch, nicht aus. Das Gesetz betont zudem, dass auch Patienten, die aufgrund ihres Alters oder ihrer geistigen Verfassung nicht in der Lage sind, allein über die Behandlungsmaßnahme zu entscheiden, grundsätzlich in den Behandlungsprozess einzubinden sind. Das Gesetz legt fest, dass auch ihnen die wesentlichen Umstände der bevorstehenden Behandlung zu erläutern sind.

5.4 Offenbarungspflicht bei Behandlungsfehler

Darüber hinaus wird gesetzlich geregelt, dass der Behandelnde den Patienten auf Nachfrage über einen etwaigen Behandlungsfehler informieren muss.
Dies aber auch nur über solche, die für den Behandler zu diesem Zeitpunkt erkennbar sind. Dann aber über eigene Fehler und auch über Fehler von anderen Behandlern. Die Praxisrelevanz dieser Regelung darf stark bezweifelt werden.
Zum einen ist die fehlerhafte Auskunft nach dem Gesetz nicht sanktioniert, zum anderen benötigt der Patient ja bereits eine Art „Anfangsverdacht", um überhaupt gezielt nachzufragen. Darüber hinaus gilt natürlich auch hier eigentlich der Grundsatz, dass sich niemand selbst eines Fehlers bezichtigen muss. Zwar dürfen derartige Äußerungen nach dem ausdrücklichen Willen des Gesetzgebers nicht für Straf- oder Ordnungswidrigkeitenverfahren herangezogen werden, gleichwohl erscheint es dann doch eher realitätsfern, dass ein derartiges Zugeständnis vollkommen außer Betracht bleibt, sofern es um strafrechtliche Verantwortlichkeiten geht. Erst recht wird die Selbstbezichtigung

unter Umständen viel bedeutungsvoller gegen den Arzt verwendet werden können, wenn es beispielsweise um Approbationsentzugsverfahren oder Zulassungsentziehungsverfahren geht.
Schließlich muss man auch, selbst wenn die Offenbarung als solches versicherungsvertragsrechtlich nicht mehr sanktioniert werden kann, daran denken, dass ohne Rücksprache mit der Versicherung ein Schuldeingeständnis oder gar ein Regulierungsversprechen keinesfalls abgegeben werden darf.

5.5 Dokumentation

Der Patient hat auch einen Anspruch darauf, dass ihm Unterlagen, die er unterzeichnet hat, ausgehändigt werden.
Dies setzt allerdings voraus, dass der Patient das Recht kennt und auch seinen Anspruch einfordert. Insofern besteht hier wenig Neues, da ein Einsichtsrecht in die Patientenunterlagen ohnehin bestanden hat.
Schließlich werden auch die Dokumentationspflichten gesetzlich geregelt. Hierbei handelt es sich um Grundsätze, die die Ärzteschaft bereits aus Eigeninteresse, nämlich der Beweissicherung, befolgen sollten. Es wird nunmehr geregelt, dass Patientenakten vollständig und sorgfältig zu führen sind. Fehlt die Dokumentation oder ist sie unvollständig, wird im Prozess zu Lasten des Behandelnden vermutet, dass die nichtdokumentierte Maßnahme auch nicht erfolgt ist. Auch dies war bisher gängige Rechtsprechung. Die Behandlerseite ist zukünftig auch verpflichtet, zum Schutz von elektronischen Dokumenten eine manipulationssichere Software einzusetzen. Auch dies war bislang immer anzuraten, um den Beweiswert der Dokumentation nicht zu entkräften.
Das nunmehr gesetzlich eingeräumte Recht auf Einsichtnahme in die Patientenakte ist ein Anspruch, der bislang auch besteht.

5.6 Beweislast

Auch im Falle einer Haftung sind nunmehr die von der Rechtsprechung her bereits bestehenden Regelungen der Beweislastverteilung und Beweislastregelung in das neue Gesetz eingeflossen.

5.7 Stellungnahme

Man kann also festhalten, dass das neue Patientenrechtegesetz bei weitem nicht der Wurf ist, wie er von der Politik allenthalben verkauft wird.

Man kann eigentlich im Zusammenhang mit der Selbstbestimmungsaufklärung nur feststellen, dass der Entwurf des Patientenrechtegesetzes im Wesentlichen dem bisherigen ohnehin bestehenden Richterrecht entspricht (so auch Hassner, VersR 2013, S. 23).

Darüber hinaus ist die Sorge, die allenthalben geteilt wird, dass eine Festschreibung der Rechte des Patienten auch zu einem Hemmschuh werden kann, nicht von vorne herein von der Hand zu weisen. So führt Katzenmeier aus:

„Ein Gesetz, welches die Rechte eines Patienten festschreibt, kann so letztlich das Gegenteil dessen bewirken, was es eigentlich bezweckt. Es wird rasch veralten und läuft Gefahr, sich eher als Hemmschuh denn als Zeugnis modernen Patientenschutzrechtes zu erweisen" (Katzenmeier, SGB 2012, 125 ff.)

Zudem ist Katzenmeier zuzustimmen, wenn er ausführt:

„Erstaunlich ist der Glaube mancher Befürworter eines Gesetzes an die bewusstseinsprägende Kraft und die verhaltenslenkende Wirkung von Rechtsnormen. Die Gefahr negativer Rückwirkungen einer immer weitergehenden Verrechtlichung auf das ärztliche Berufsethos und auf die Vertrauensbeziehung zwischen Arzt und Patient wird hingegen unterschätzt oder gar nicht erkannt." (Katzenmeier, a.a.O.)

5 Das Patientenrechtegesetz

Anhang 1

Richtlinien für die Wartelistenführung und Organvermittlung zur Lebertransplantation*

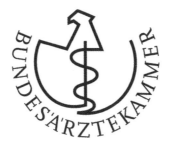

---
* Der Abdruck erfolgt mit freundlicher Genehmigung

Richtlinien Wartelistenführung/Organvermittlung zur Lebertransplantation

I. Allgemeine Grundsätze für die Aufnahme in die Warteliste zur Organtransplantation

1. Für die Aufnahme von Patienten in die Warteliste zur Organtransplantation wird der Stand der Erkenntnisse der medizinischen Wissenschaft gemäß § 16 Abs. 1 Satz 1 Nr. 2 des Transplantationsgesetzes (TPG) von der Bundesärztekammer in Richtlinien festgestellt.

2. Über die Aufnahme in die Warteliste legt § 13 Abs. 3 Satz 1 TPG fest: „Der behandelnde Arzt hat Patienten, bei denen die Übertragung vermittlungspflichtiger Organe medizinisch angezeigt ist, mit deren schriftlicher Einwilligung unverzüglich an das Transplantationszentrum zu melden, in dem die Organübertragung vorgenommen werden soll."
Vermittlungspflichtige Organe sind nach § 1 a Nr. 2 TPG das Herz, die Lungen, die Leber, die Nieren, die Bauchspeicheldrüse und der Darm postmortaler Spender.

3. Eine Organtransplantation kann medizinisch indiziert sein, wenn Erkrankungen
   - nicht rückbildungsfähig fortschreiten oder durch einen genetischen Defekt bedingt sind und das Leben gefährden oder die Lebensqualität hochgradig einschränken und
   - durch die Transplantation erfolgreich behandelt werden können.

4. Kontraindikationen einer Organtransplantation können sich anhaltend oder vorübergehend aus allen Befunden, Erkrankungen oder Umständen ergeben, die das Operationsrisiko erheblich erhöhen oder den längerfristigen Erfolg der Transplantation in Frage stellen wie
   - nicht kurativ behandelte bösartige Erkrankungen, soweit sie nicht der Grund für die Transplantation sind,
   - klinisch manifeste oder durch Immunsuppression erfahrungsgemäß sich verschlimmernde Infektionserkrankungen,
   - schwerwiegende Erkrankungen anderer Organe,
   - vorhersehbare schwerwiegende operativtechnische Probleme.

Die als Beispiele genannten möglichen Kontraindikationen gelten insbesondere dann nur eingeschränkt, wenn die Transplantation eines weiteren Organs indiziert ist.

Richtlinien Wartelistenführung/Organvermittlung zur Lebertransplantation

Auch die unzureichende oder sogar fehlende Mitarbeit des Patienten (Compliance) kann zu einer Kontraindikation werden. Compliance eines potentiellen Organempfängers bedeutet über seine Zustimmung zur Transplantation hinaus seine Bereitschaft und Fähigkeit, an den erforderlichen Vor- und Nachuntersuchungen und -behandlungen mitzuwirken. Compliance ist kein unveränderliches Persönlichkeitsmerkmal, sondern kann aus verschiedenen Gründen im Laufe der Zeit schwanken. Deren Fehlen kann auch auf sprachlichen und somit überbrückbaren Schwierigkeiten beruhen. Anhaltend fehlende Compliance schließt die Transplantation aus. Bevor die Aufnahme in die Warteliste aus diesem Grund ärztlich endgültig abgelehnt wird, ist der Rat einer weiteren, psychologisch erfahrenen Person einzuholen. Die behandelnden Ärzte müssen sowohl bei der Aufnahme in die Warteliste als auch nach der Transplantation auf die Compliance achten und hinwirken.

5. Die Entscheidung über die Aufnahme eines Patienten in die Warteliste, ihre Führung sowie über die Abmeldung eines Patienten trifft eine ständige, interdisziplinäre und organspezifische Transplantationskonferenz des Transplantationszentrums. Dies erfolgt im Rahmen des jeweiligen Behandlungsspektrums und unter Berücksichtigung der individuellen Situation des Patienten. In der interdisziplinären Transplantationskonferenz muss neben den direkt beteiligten operativen und konservativen Disziplinen mindestens eine weitere von der ärztlichen Leitung des Klinikums benannte medizinische Disziplin vertreten sein, die nicht unmittelbar in das Transplantationsgeschehen eingebunden ist. Die Mindestanforderungen an die Zusammensetzung dieser Konferenz sind in den besonderen Regelungen dieser Richtlinie festgelegt.

Die Mitglieder der interdisziplinären Transplantationskonferenz sind der Vermittlungsstelle namentlich zu benennen und sind für alle vermittlungsrelevanten Meldungen und Entscheidungen verantwortlich. Sie unterzeichnen insbesondere die Entscheidung über die Aufnahme eines Patienten in die Warteliste und übermitteln das Dokument als Grundlage für die Anmeldung der Vermittlungsstelle. Die ärztliche Leitung des Klinikums ist darüber zugleich schriftlich, einschließlich eventuell abweichender Stellungnahmen, in Kenntnis zu setzen. Diese kann ggf. ein Votum einer externen Transplantationskonferenz einholen.

Richtlinien Wartelistenführung/Organvermittlung zur Lebertransplantation

Soweit in diesen Richtlinien nichts anderes bestimmt ist, legt die Vermittlungsstelle Form und Inhalt der mit der Anmeldung und fortgesetzten Führung einzureichenden medizinischen Angaben eines Patienten sowie den hierfür namentlich zu benennenden verantwortlichen Personenkreis fest.

Nach Aufnahme eines Patienten in die Warteliste sind alle für die Organvermittlung relevanten Behandlungen, Ergebnisse und Entscheidungen, insbesondere der Zuteilung von eingeschränkt vermittelbaren Organen, von dem jeweils verantwortlichen Arzt nachvollziehbar zu dokumentieren und der interdisziplinären Transplantationskonferenz unverzüglich bekannt zu geben. Die Mindestanforderungen an die Dokumentation sind in den besonderen Regelungen dieser Richtlinie festgelegt.

6. Über die Aufnahme in die Warteliste zur Organtransplantation ist insbesondere nach Notwendigkeit und Erfolgsaussicht zu entscheiden (§ 10 Abs. 2 Nr. 2 TPG). Patienten können dann in die jeweilige Warteliste aufgenommen werden, wenn die Organtransplantation mit größerer Wahrscheinlichkeit eine Lebensverlängerung oder eine Verbesserung der Lebensqualität erwarten lässt als die sonstige Behandlung. Bei der Entscheidung über die Aufnahme ist jeweils zu prüfen, ob die individuelle medizinische Situation des Patienten, sein körperlicher und seelischer Gesamtzustand den erwünschten Erfolg der Transplantation erwarten lässt: das längerfristige Überleben, die längerfristig ausreichende Transplantatfunktion und die verbesserte Lebensqualität. Für diese Beurteilung sind die Gesamtumstände zu berücksichtigen. Dazu gehört auch die Compliance.

7. Vor Aufnahme in die Warteliste zur Transplantation ist der Patient über die Erfolgsaussicht, die Risiken und die längerfristigen medizinischen, psychologischen und sozialen Auswirkungen der bei ihm vorgesehenen Transplantation aufzuklären. Hierzu gehört auch die Aufklärung über die notwendige Immunsuppression mit den potentiellen Nebenwirkungen und Risiken sowie die Notwendigkeit von regelmäßigen Kontrolluntersuchungen. Zudem ist der Patient darüber zu unterrichten, an welche Stellen seine personenbezogenen Daten übermittelt werden. Gegebenenfalls ist der Patient über die Möglichkeiten der Aufnahme in die Warteliste eines anderen Zentrums zu informieren.

Richtlinien Wartelistenführung/Organvermittlung zur Lebertransplantation

8. Bei der Aufnahme in die Warteliste ist der Patient darauf hinzuweisen, dass ausnahmsweise ein ihm vermitteltes Organ aus zentrumsinternen organisatorischen oder personellen Gründen nicht rechtzeitig transplantiert werden kann. Vorsorglich für diese Situation muss der Patient entscheiden, ob er in diesem Fall die Transplantation in einem anderen Zentrum wünscht oder ob er auf das angebotene Organ verzichten will. Die Entscheidung des Patienten ist zu dokumentieren. Gegebenenfalls empfiehlt sich eine vorherige Vorstellung des Patienten mit seinen Behandlungsunterlagen im vertretenden Zentrum.

9. Besteht bei einem auf der Warteliste geführten Patienten vorübergehend eine Kontraindikation gegen die Transplantation, wird er als „nicht transplantabel" (NT) eingestuft und bei der Organvermittlung nicht berücksichtigt. Besteht die Kontraindikation nicht mehr, ist der Patient umgehend wieder in der Warteliste mit der dann aktuell gegebenen Dringlichkeit als transplantabel zu melden. Der Patient ist jeweils über seinen Meldestatus auf der Warteliste von einem Arzt des Transplantationszentrums zu informieren.

10. Zur Überprüfung bisheriger und Gewinnung neuer Erkenntnisse der medizinischen Wissenschaft auf dem durch diese Richtlinie geregelten Gebiet kann nach vorheriger Unterrichtung der Vermittlungsstelle und der Bundesärztekammer im Rahmen medizinischer Forschungsvorhaben für eine begrenzte Zeit und eine begrenzte Zahl von Patienten von dieser Richtlinie abgewichen werden, sofern durch die Vermittlungsstelle keine Einwände erhoben werden. Die Bewertung der zuständigen Ethik-Kommission oder die Entscheidung der zuständigen Genehmigungsbehörde bleiben unberührt. Die Vermittlungsstelle und die Bundesärztekammer sind nach Abschluss der jeweiligen Studie zeitnah über das Ergebnis zu unterrichten.

Richtlinien Wartelistenführung/Organvermittlung zur Lebertransplantation

II. Allgemeine Grundsätze für die Vermittlung postmortal gespendeter Organe

1. Rechtliche Grundlagen, medizinische Definitionen und Leitgedanken

a) Vermittlungspflichtige Organe (Herz, Lungen, Leber, Nieren, Bauchspeicheldrüse und Darm postmortaler Spender) werden zur Transplantation in einem deutschen Transplantationszentrum gemäß dem Transplantationsgesetz (TPG) und dem von der Bundesärztekammer in Richtlinien festgestellten Stand der Erkenntnisse der medizinischen Wissenschaft (§ 16 Abs. 1 Satz 1 Nr. 5 TPG) vermittelt. Dabei sind die Wartelisten der Transplantationszentren für das jeweilige Organ als bundeseinheitliche Warteliste zu behandeln. Die Richtlinien sind für die Vermittlungsstelle, die Vermittlungsentscheidungen für die Transplantationszentren verbindlich.

b) Die vermittlungspflichtigen Organe dürfen nur
   - gemäß den §§ 3 und 4 TPG entnommen,
   - nach Vermittlung durch die Vermittlungsstelle und
   - in dafür zugelassenen Transplantationszentren transplantiert werden (§ 9 Abs. 1 und § 10 TPG).

c) Die Vermittlung muss insbesondere nach Erfolgsaussicht und Dringlichkeit erfolgen (§ 12 Abs. 3 Satz 1 TPG) und dem Grundsatz der Chancengleichheit entsprechen. Der Chancengleichheit dient insbesondere, dass die Wartelisten der Transplantationszentren für das jeweilige Organ bei der Vermittlung als bundeseinheitliche Warteliste zu behandeln sind (§ 12 Abs. 3 Satz 2 TPG).

d) Kriterien des Erfolgs einer Transplantation sind die längerfristig ausreichende Transplantatfunktion und ein damit gesichertes Überleben des Empfängers mit verbesserter Lebensqualität. Die Erfolgsaussichten unterscheiden sich nach Organen, aber auch nach definierten Patientengruppen.

e) Der Grad der Dringlichkeit richtet sich nach dem gesundheitlichen Schaden, der durch die Transplantation verhindert werden soll.
Patienten, die ohne Transplantation unmittelbar vom Tod bedroht sind, werden bei der Organvermittlung vorrangig berücksichtigt.

Richtlinien Wartelistenführung/Organvermittlung zur Lebertransplantation

Bei Kindern, Jugendlichen und Heranwachsenden wird berücksichtigt, dass ihre Entwicklung ohne Transplantation in besonderer Weise beeinträchtigt oder anhaltend gestört wird.

f) Chancengleichheit der Organzuteilung bedeutet zum einen, dass die Aussicht auf ein vermitteltes Organ insbesondere nicht von Wohnort, sozialem Status, finanzieller Situation und der Aufnahme in die Warteliste eines bestimmten Transplantationszentrums abhängen darf. Zum anderen sollen schicksalhafte Nachteile möglichst ausgeglichen werden. Dem dienen unter anderem die Berücksichtigung der Wartezeit und die relative Bevorzugung von Patienten mit einer seltenen Blutgruppe oder bestimmten medizinischen Merkmalen wie seltene Gewebeeigenschaften und Unverträglichkeiten.

g) Die Transplantationszentren sind verpflichtet, der Vermittlungsstelle die für die Vermittlungsentscheidung und deren Auswertung benötigten Daten zu übermitteln.

h) Zur Überprüfung bisheriger und Gewinnung neuer Erkenntnisse der medizinischen Wissenschaft auf dem durch diese Richtlinie geregelten Gebiet kann nach vorheriger Unterrichtung der Vermittlungsstelle und der Bundesärztekammer im Rahmen medizinischer Forschungsvorhaben für eine begrenzte Zeit und eine begrenzte Zahl von Patienten von dieser Richtlinie abgewichen werden, sofern durch die Vermittlungsstelle keine Einwände erhoben werden. Die Bewertung der zuständigen Ethik-Kommission oder die Entscheidung der zuständigen Genehmigungsbehörde bleiben unberührt. Die Vermittlungsstelle, die Bundesärztekammer und ggf. die Koordinierungsstelle sind nach Abschluss der jeweiligen Studie zeitnah über das Ergebnis zu unterrichten.

2. Verfahren der Organvermittlung

Das einzelne Transplantationszentrum kann im Rahmen seines Behandlungsspektrums der Vermittlungsstelle allgemeine Akzeptanzkriterien für die Annahme von Spenderorganen für die in die jeweilige Warteliste aufgenommenen Patienten (Zentrumsprofil). Darüber hinaus kann das Transplantationszentrum mit dem einzelnen Patienten nach angemessener Aufklärung persönliche Akzeptanzkriterien absprechen (Patientenprofil). Das Patientenprofil kann sich im Laufe der Wartezeit ändern und ist gegenüber der Vermittlungsstelle unverzüglich zu aktualisieren. Die Weitergabe der für den Patienten wesentlichen Akzeptanzkriterien des Patientenprofils setzt die informierte Einwilligung des Patienten oder seines bevollmächtigten Vertreters voraus.

Jedes Organ wird nach spezifischen Kriterien unter Verwendung eines Allokationsalgorithmus vermittelt. Die Gewichtung der Allokationsfaktoren wird fortlaufend gemäß dem Stand der Erkenntnisse der medizinischen Wissenschaft überprüft und angepasst. Jede Vermittlungsentscheidung und ihre Gründe sind zu dokumentieren. Dies gilt auch für die Ablehnung eines angebotenen Spenderorgans.

Für die Allokation vermittlungspflichtiger Organe gilt die Reihenfolge: thorakale Organe, Leber, Dünndarm, Pankreas, Niere.
Im Rahmen kombinierter Organtransplantationen erfolgt die Allokation gemäß den Regeln des nach dieser Reihenfolge führenden Organs.
Darüber hinaus werden die Voraussetzungen bevorzugter kombinierter Transplantationen nichtrenaler Organe jeweils im Besonderen Teil geregelt; in jedem Fall ist dafür ein Auditverfahren bei der Vermittlungsstelle durchzuführen.

Änderungen bei der Organklassifikation, die sich erst nach erfolgtem Organangebot gegenüber einem Transplantationszentrum ergeben, werden nicht mehr berücksichtigt, auch wenn diese zu einer anderen Zuteilung geführt hätten. Das Zentrum wird über diese Änderungen informiert. Entscheidet es sich – gegebenenfalls in Absprache mit dem vorgesehenen Empfänger –, das Angebot daraufhin abzulehnen, wird die Allokation unter Verwendung der neuen Organklassifikation wieder aufgenommen.

Voraussetzung für die Organvermittlung an einen Patienten ist seine Aufnahme in die Warteliste eines Transplantationszentrums und seine Registrierung bei der Vermittlungsstelle mit den für die Vermittlung notwendigen aktuellen medizinischen Daten.

Die Aufnahme eines Patienten in die Warteliste zur Organtransplantation verpflichtet das Transplantationszentrum sicherzustellen, dass ein für ihn alloziertes Organ transplantiert werden kann, soweit keine medizinischen oder persönlichen Hinderungsgründe auf Seiten des Empfängers vorliegen.

Richtlinien Wartelistenführung/Organvermittlung zur Lebertransplantation

Deshalb muss jedes Transplantationszentrum dafür sorgen, dass es selbst oder ein es vertretendes Zentrum
- über die Annahme eines Organangebots jederzeit und unverzüglich entscheiden kann, und zwar bei der Transplantation allein der Niere in der Regel innerhalb von 60 Minuten, in allen anderen Fällen in der Regel innerhalb von 30 Minuten, und
- ein akzeptiertes Organ unverzüglich transplantiert, um die Ischämiezeit möglichst kurz zu halten; dies schließt ein, dass der Patient, dem das Organ transplantiert werden soll, in angemessener Zeit für die Transplantation vorbereitet und gegebenenfalls in das Zentrum transportiert werden kann.

Ist das Transplantationszentrum dazu nicht in der Lage, muss es dies der Vermittlungsstelle unter Angabe der Gründe unverzüglich mitteilen.

Lässt sich das Transplantationszentrum länger als eine Woche zusammenhängend vertreten, hat es alle Patienten der betroffenen Warteliste, die sich nicht für eine bedarfsweise Transplantation in einem anderen Zentrum entschieden haben, zu informieren.

3. Allokation von eingeschränkt vermittelbaren Organen

3.1. Ausgangssituation

Die Vermittlungsfähigkeit postmortal gespendeter Organe kann durch Funktionsminderungen oder durch Vorerkrankungen der Spender eingeschränkt sein. Eine exakte Definition von Kriterien für diese unter bestimmten Umständen dennoch gut funktionsfähigen Organe ist wegen der Vielfalt von Ursachen und Einzelheiten nicht möglich. Viele dieser Organe können unter den besonderen Bedingungen, wie sie das modifizierte und das beschleunigte Vermittlungsverfahren (siehe 3.3.) vorsehen, erfolgreich transplantiert werden. Damit kann ein Organverlust verhindert werden.

Voraussetzung für die Vermittlung nach einem der beiden besonderen Verfahren sind die Angabe der allgemeinen Akzeptanzkriterien durch das einzelne Zentrum gegenüber der Vermittlungsstelle und die mit dem einzelnen Patienten abgesprochenen persönlichen Akzeptanzkriterien.

Richtlinien Wartelistenführung/Organvermittlung zur Lebertransplantation

Generell ist die Vermittlungsstelle verpflichtet, auch für eingeschränkt vermittelbare Organe ein Vermittlungsverfahren durchzuführen und dabei die Zentrums- und Patientenprofile zu berücksichtigen.

3.2. Kriterien für die Einschränkung der Vermittlungsfähigkeit

Die Vermittlungsfähigkeit von Organen wird unter anderem durch schwerwiegende Erkrankungen in der Vorgeschichte des Spenders oder durch Komplikationen im Verlauf seiner tödlichen Erkrankung oder Schädigung oder durch Komplikationen vor oder bei der Organentnahme eingeschränkt, insbesondere durch
- Maligne Tumoren in der Anamnese,
- Drogenabhängigkeit,
- Virushepatitis (jeweils alternativ HBS Ag+, anti-HBC+ oder anti-HCV+),
- Sepsis mit positiver Blutkultur,
- Meningitis.

Im Einzelfall muss die Einschränkung der Vermittlungsfähigkeit von den an der Organentnahme beteiligten Ärzten beurteilt werden.

Auch Domino-Transplantate gelten als eingeschränkt vermittlungsfähig. Domino-Transplantate sind Organe, die einem Empfänger im Rahmen der Transplantation eines Spenderorgans entnommen werden und anderen Patienten übertragen werden können.

3.3. Besondere Vermittlungsverfahren

3.3.1. Modifiziertes Vermittlungsverfahren

Organe sollen unter den in Abschnitt 3.2. beschriebenen Voraussetzungen nur solchen Transplantationszentren für solche Patienten angeboten werden, für die sie nach dem Zentrums- und dem Patientenprofil in Betracht kommen. Im Übrigen erfolgt die Vermittlung nach den allgemeinen Regeln für das jeweilige Organ.

3.3.2. Beschleunigtes Vermittlungsverfahren

Die Vermittlungsstelle ist zu diesem Verfahren berechtigt, wenn

- eine Kreislaufinstabilität des Spenders eintritt oder
- aus logistischen oder organisatorischen Gründen ein Organverlust droht oder
- aus spender- oder aus organbedingten Gründen drei Zentren das Angebot eines Herzens, von Lungen, eines Pankreas oder einer Leber oder fünf Zentren das Angebot einer Niere abgelehnt haben.

Im beschleunigten Vermittlungsverfahren gilt für jedes Organangebot eine Erklärungsfrist von maximal 30 Minuten. Wenn sie überschritten wird, gilt das Angebot aus organisatorischen Gründen als abgelehnt.

Um die Ischämiezeit möglichst kurz zu halten, werden Organe im beschleunigten Vermittlungsverfahren primär innerhalb einer Region angeboten. Die Vermittlungsstelle stellt dabei dem Zentrum oder den Zentren eine Liste von potentiellen Empfängern zur Verfügung, nach der das Zentrum oder die Zentren den gegenwärtig am besten geeigneten Empfänger in der Reihenfolge der Auflistung auswählen. Wenn Patienten aus mehr als einem Zentrum in Betracht kommen, wird das Organ dem Patienten zugeteilt, für den die Akzeptanzerklärung des zuständigen Zentrums als erste bei der Vermittlungsstelle eingegangen ist. Die Zentren müssen die Gründe für ihre Auswahlentscheidung gegenüber der Vermittlungsstelle dokumentieren.

3.4. Evaluation

Neben der Dokumentation der Auswahlentscheidung sollen die Ergebnisse der Transplantation aller eingeschränkt vermittelbaren Organe von der Vermittlungsstelle fortlaufend besonders dokumentiert und jeweils in Abständen von zwei Jahren auf der Grundlage eines gemeinsamen Berichts der Vermittlungs- und der Koordinierungsstelle evaluiert werden, soweit die organspezifischen Richtlinien nichts anderes bestimmen.

Die Transplantationszentren sind verpflichtet, der Vermittlungsstelle die für die Evaluation benötigten Daten zu übermitteln.

4. Sanktionen

Bei einem Verstoß gegen die Richtlinien zur Organvermittlung entfallen die Voraussetzungen für die Zulässigkeit der Transplantation (§ 9 Abs. 1 Satz 2 TPG), und es liegt eine Ordnungswidrigkeit vor (§ 20 Abs. 1 Nr. 4 TPG). Wird der Vermittlungsstelle ein Verstoß bekannt oder hat sie zureichende tatsächliche Anhaltspunkte dafür, unterrichtet sie die nach § 12 Abs. 4 Satz 2 Nr. 4 TPG gebildete Prüfungskommission. Diese entscheidet über die Information der zuständigen Bußgeldstelle.

III. Besondere Regelungen zur Lebertransplantation

1. Gründe für die Aufnahme in die Warteliste

Eine Lebertransplantation kann angezeigt sein bei nicht rückbildungsfähiger, fortschreitender, das Leben des Patienten gefährdender Lebererkrankung, wenn keine akzeptable Behandlungsalternative besteht und keine Kontraindikationen für eine Transplantation vorliegen. Daneben kommen als Indikation für eine Lebertransplantation auch solche genetischen Erkrankungen in Frage, bei denen der genetische Defekt wesentlich in der Leber lokalisiert ist und dieser durch eine Transplantation korrigiert werden kann.

Patienten können in die Warteliste zur Lebertransplantation aufgenommen werden, wenn die Überlebenswahrscheinlichkeit und/oder die Lebensqualität mit Transplantation größer ist als ohne. Die häufigsten Indikationsgruppen sind Leberzirrhose, Krebserkrankungen der Leber, genetische und metabolische Erkrankungen, cholestatische Lebererkrankungen und akutes Leberversagen.

2. Einschränkungen der Aufnahme in die Warteliste

2.1. Alkoholinduzierte Zirrhose

Bei Patienten mit alkoholinduzierter Zirrhose erfolgt die Aufnahme in die Warteliste erst dann, wenn der Patient für mindestens sechs Monate völlige Alkoholabstinenz eingehalten hat.

2.2. Bösartige Erkrankungen

Bei Patienten mit bösartigen Erkrankungen muss vor der Aufnahme in die Warteliste sowie durch regelmäßige Kontrollen während der Wartezeit extrahepatisches Tumorwachstum ausgeschlossen sein.

Patienten in fortgeschrittenen Stadien bösartiger Erkrankungen sollen nur im Rahmen von kontrollierten Studien (z. B. zur Prüfung adjuvanter Therapiemaßnahmen) transplantiert werden. Im Übrigen wird auf die Studienklausel (s. Allgemeine Grundsätze für die Aufnahme in die Warteliste zur Organtransplantation, Punkt 10) verwiesen.

2.3. Metabolische / genetische Erkrankungen

Patienten mit metabolischen / genetischen Erkrankungen können in die Warteliste aufgenommen werden, wenn die Folgen des Defekts unmittelbar zu irreversiblen Schäden zu führen beginnen oder wenn abzusehen ist, dass ein weiteres Abwarten solche Folgen für den Patienten in nächster Zukunft unabwendbar mit sich bringen würde.

2.4. Akutes Leberversagen

Bei Patienten mit akutem Leberversagen kann die Indikation zur Transplantation gestellt werden, wenn die hierfür entwickelten Prognosekriterien die Notwendigkeit einer solchen Transplantation anzeigen.

Danach werden Patienten mit an Sicherheit grenzender Wahrscheinlichkeit eine Transplantation benötigen, wenn folgende Befunde erhoben werden (King´s College-Kriterien):

Prothrombinzeit > 100 sec (= Quick < 7 % bzw. INR > 6,7) oder mindestens drei der Folgenden:

- ungünstige Ätiologie,
    - kryptogene Hepatitis,
    - Halothan-Hepatitis,
    - Medikamententoxizität,
- Ikterus mehr als 7 Tage vor Enzephalopathie,
- Alter < 10 Jahre oder > 40 Jahre,
- Prothrombinzeit > 50 sec (= Quick < 15 % bzw. INR > 4),
- Serum Bilirubin > 300 mmol/l.

Spezialkriterien für die Paracetamolintoxikation:

- arterieller pH < 7,3
- oder alle drei Folgenden:
    - Prothrombinzeit > 100 sec (= Quick < 7 % bzw. INR > 6,7),
    - Kreatinin > 300 mmol/l,
    - Enzephalopathie Grad 3 oder 4.

Bei Empfängern mit viraler Hepatitis soll die Transplantationsindikation unter den folgenden Bedingungen gestellt werden (Clichy-Kriterien):

Richtlinien Wartelistenführung/Organvermittlung zur Lebertransplantation

- Enzephalopathie Grad 3 und 4

und

- Faktor V < 20 % bei Empfängern < 30 Jahre

oder

- Faktor V < 30 % bei Empfängern > 30 Jahre.

3. Gründe für die Ablehnung einer Aufnahme in die Warteliste

Als Gründe für die Ablehnung einer Aufnahme in die Warteliste gelten die im Allgemeinen Teil genannten Kriterien.

4. Beurteilung der Dringlichkeit einer Transplantation

Ein Maß für die Dringlichkeit einer Transplantation ist der MELD-Score (MELD = Model for Endstage Liver Disease). Der MELD-Score ermöglicht eine Einschätzung der Wahrscheinlichkeit für Patienten im Endstadium einer Lebererkrankung, innerhalb von drei Monaten zu versterben.

Für die meisten Patienten kann der MELD-Score aus den Laborwerten von Serumkreatinin, Serumbilirubin und Prothrombinzeit (International Normalized Ratio, INR) berechnet werden. Dies ist der berechnete MELD-Score, der sogenannte labMELD (s. 5.2.2.1.).

Für einen kleinen Teil der Patienten wird die Dringlichkeit der Transplantation durch den labMELD nicht adäquat ausgedrückt. Diesen Patienten wird auf Antrag ein MELD-Score zugewiesen, der sogenannte matchMELD. Der matchMELD entspricht einem MELD-Score, wie er sich hinsichtlich Dringlichkeit und Erfolgsaussicht für vergleichbare Patienten mit anderen Lebererkrankungen berechnet (s. 5.2.2.2.).

Entsprechend wird für einen Patienten bei Aufnahme in die Warteliste der labMELD berechnet oder auf Antrag ein matchMELD zugewiesen.

5. Zusammensetzung der interdisziplinären Transplantationskonferenz

Der interdisziplinären Transplantationskonferenz nach Kapitel I. Ziff. 5 des Allgemeinen Teils dieser Richtlinien gehören an:

- als Vertreter der beteiligten operativen und konservativen Disziplinen (Leiter oder Vertreter) ein
  1. Transplantationschirurg,
  2. Internist/Gastroenterologe,
  3. Anästhesist/Intensivmediziner
- und 4. ein Vertreter des ärztlichen Direktors.

Der Transplantationskonferenz können Vertreter weiterer medizinischer Disziplinen (Leiter oder Vertreter) angehören. Es kommen in Betracht ein
- Nephrologe,
- Onkologe,
- Psychosomatiker/Psychotherapeut/Psychiater,
- Radiologe

sowie ein Vertreter der Pflege.

Die allokationsrelevanten Befunde einschließlich der vom Laborarzt bestätigten Laborwerte müssen von der regelmäßig stattfindenden interdisziplinären Transplantationskonferenz auf Plausibilität geprüft und bestätigt werden.

6. Kriterien für die Allokation von Lebern

6.1 Blutgruppenidentität und -kompatibilität (A-B-0-System)

Voraussetzung für die Organtransplantation ist die Blutgruppenkompatibilität zwischen Spender und Empfänger. Um aber eine gleichmäßige und zeitgerechte Verteilung zu gewährleisten, erfolgt die Allokation nach den folgenden Regeln. In jeder Dringlichkeitsstufe wird der zu transplantierende Empfänger zunächst nach der Blutgruppenidentität ausgewählt. Sofern kein blutgruppenidentischer Empfänger vermittelt werden kann, gilt Blutgruppenkompatibilität.

6.1.1. Organspender < 46 kg

6.1.1.1. Dringlichkeitsstufe HU, Erwachsene

Spender Blutgruppe	Empfänger Blutgruppe
A	A und AB
B	B und AB
AB	AB
0	B und 0

6.1.1.2. Dringlichkeitsstufe HU, Kinder

Spender Blutgruppe	Empfänger Blutgruppe
A	A und AB
B	B und AB
AB	AB
0	A, B, AB und 0

6.1.1.3. kombinierte Organtransplantation, Erwachsene und Kinder

Spender Blutgruppe	Empfänger Blutgruppe
A	A und AB
B	B und AB
AB	AB
0	A, B, AB und 0

6.1.1.4 MELD-Score ≥ 30, s. 5.2.2.

Spender Blutgruppe	Empfänger Blutgruppe
A	A und AB
B	B und AB
AB	AB
0	B und 0

Richtlinien Wartelistenführung/Organvermittlung zur Lebertransplantation

6.1.1.5. MELD-Score < 30, s. 5.2.2.

Spender Blutgruppe	Empfänger Blutgruppe
A	A und AB
B	B und AB
AB	AB
0	0

6.1.1.6. Kinder

Spender Blutgruppe	Empfänger Blutgruppe
A	A (AB)**
B	B (AB)**
AB	AB
0	0 (A, B, AB)**

6.1.2. Organspender > 46 kg, Erwachsene und Kinder

6.1.2.1. Dringlichkeitsstufe HU

Spender Blutgruppe	Empfänger Blutgruppe
A	A und AB
B	B und AB
AB	AB
0	B und 0

---

* In jeder Dringlichkeitsstufe erfolgt die Auswahl zu transplantierender Empfänger zunächst nach der Blutgruppenidentität. Sofern kein blutgrup-penidentischer Empfänger vermittelt werden kann, gilt Blutgruppenkompatibilität.

6.1.2.2. kombinierte Organtransplantation

Spender Blutgruppe	Empfänger Blutgruppe
A	A und AB
B	B und AB
AB	AB
0	A, B, AB und 0

6.1.2.3. MELD-Score ≥ 30

Spender Blutgruppe	Empfänger Blutgruppe
A	A und AB
B	B und AB
AB	AB
0	B und 0

6.1.2.4. MELD-Score < 30

Spender Blutgruppe	Empfänger Blutgruppe
A	A und AB
B	B und AB
AB	AB
0	0

6.1.3. Zweiter Teil der Leber bei Leberteiltransplantation, Erwachsene und Kinder

Spender Blutgruppe	Empfänger Blutgruppe
A	A und AB
B	B und AB
AB	AB
0	A, B, AB und 0

6.2. Dringlichkeitsstufen

6.2.1. Dringlichkeitsstufe High Urgency (HU)

Bei Patienten in akut lebensbedrohlicher Situation (High Urgency, HU) droht ohne Transplantation der Tod in wenigen Tagen. Sie werden daher vorrangig vor allen anderen Patienten bei der Organzuteilung berücksichtigt.

Indikationen für eine Zuerkennung des HU-Status können sein: akutes Leberversagen, akutes Transplantatversagen innerhalb von 14 Tagen nach Transplantation, akute Dekompensation bei Morbus Wilson und Budd-Chiari-Syndrom, lebensbedrohliches Lebertrauma und anhepatischer Zustand als Folge eines akuten Leberversagens mit toxischem Lebersyndrom.

Innerhalb der HU-Patienten erfolgt die Organverteilung nach der Wartezeit innerhalb der Dringlichkeitsstufe HU.

6.2.2. Elektive Allokation bei erwachsenen Empfängern (≥ 16 Jahre)

In der Gruppe der elektiven Patienten wird grundsätzlich nach Dringlichkeit der Transplantation alloziert. Maß für die Dringlichkeit der Transplantation ist der MELD-Score (MELD = Model for Endstage Liver Disease). Der MELD-Score ermöglicht eine Einschätzung der Wahrscheinlichkeit für Patienten im Endstadium einer Lebererkrankung, innerhalb von drei Monaten zu versterben.

6.2.2.1. Berechneter MELD-Score (labMELD)

Der MELD-Score wird berechnet aus den Laborwerten von Serumkreatinin (in mg/dl), Serumbilirubin (in mg/dl) und Prothrombinzeit (International Normalized Ratio, INR). Laborwerte, die niedriger als 1,0 liegen, werden zum Zweck der Berechnung auf 1,0 gesetzt. Der maximale Serum-Kreatininwert wird auf 4,0 mg/dl begrenzt (d. h. für Patienten mit einem Kreatininwert > 4,0 mg/dl wird der Kreatininwert auf 4,0 mg/dl festgesetzt). Ebenso wird der Kreatininwert bei Dialysepatienten zum Zweck der Bestimmung des MELD-Scores auf 4 mg/dl festgesetzt.

Der **MELD-Score** wird wie folgt berechnet:

$$10 \{0{,}957 \times \text{Log}_e (\text{Kreatinin mg/dl}) + 0{,}378 \times \text{Log}_e (\text{Bilirubin mg/dl}) + 1{,}120 \times \text{Log}_e (\text{INR}) + 0{,}643\}$$

Tabelle 1: Eckpunkte der MELD-Score-Äquivalente

MELD-Score	3-Monats-Mortalität
6	1 %
10	2 %
15	5 %
20	11 %
22	15 %
24	21 %
26	28 %
27	32 %
28	37 %
29	43 %
30	49 %
31	55 %
32	61 %
33	68 %
35	80 %
36	85 %
37	90 %
38	93 %
39	96 %
40	98 %
41	99 %
42	100 %

Der so errechnete Wert wird auf ganze Zahlen gerundet und auf maximal 40 begrenzt.

Für die Aktualisierung der Berechnung des MELD-Scores gelten die folgenden Regeln:

Tabelle 2: Aktualisierungen von Dringlichkeitsstufen und Laborwerten

Dringlichkeitsstufe HU	Rezertifizierung nach 7 Tagen	Laborwerte nicht älter als 48 h
MELD > 25	Rezertifizierung nach 7 Tagen	Laborwerte nicht älter als 48 h
MELD ≤ 24, > 18	Rezertifizierung nach 1 Monat	Laborwerte nicht älter als 7 Tage
MELD ≤ 18, ≥ 11	Rezertifizierung nach 3 Monaten	Laborwerte nicht älter als 14 Tage
MELD ≤ 10, > 0	Rezertifizierung nach 12 Monaten	Laborwerte nicht älter als 30 Tage

Erfolgt innerhalb der angegebenen Fristen keine Rezertifizierung, wird der MELD-Score durch die Vermittlungsstelle auf den Wert 6 zurückgestuft.

6.2.2.2. Zugewiesener MELD-Score (matchMELD)

In Ausnahmefällen wird die Dringlichkeit der Transplantation durch den lab-MELD nicht adäquat ausgedrückt. Auf Antrag des Transplantationszentrums wird diesen Patienten ein MELD-Score zugewiesen, der sogenannte matchMELD. Der matchMELD entspricht einem MELD-Score, wie er sich hinsichtlich Dringlichkeit und Erfolgsaussicht für vergleichbare Patienten mit anderen Lebererkrankungen berechnet.

Erfüllt die Erkrankung eines Patienten die in Tabelle 3 spezifizierten Standardkriterien, weist ihm der medizinische Dienst der Vermittlungsstelle den zugehörigen matchMELD zu.

Richtlinien Wartelistenführung/Organvermittlung zur Lebertransplantation

Tabelle 3: matchMELD-Standardkriterien (Standard Exceptions)

Erkrankung	Kriterien	Initialer matchMELD - entsprechend einer 3-Monats-Mortalität von:	Höherstufung des matchMELD in 3-Monats-Schritten - entsprechend einer Zunahme der 3-Monats-Mortalität von:
Hepatozelluläres Karzinom (HCC)	*matchMELD-Kriterien:* Patient hat einen Tumor zwischen 2 und 5 cm bzw. bis zu 3 Tumoren kleiner als 3 cm Größe, ist frei von extrahepatischen Metastasen und makrovaskulär invasivem Wachstum (entsprechend den „Mailand-Kriterien"). *Diagnose des HCC:* 1. Durch Biopsie *oder* 2. AFP > 400 ng/ml und ein positiver Befund mit Hypervaskularisation mit Hilfe eines bildgebenden Verfahrens (Spiral-CT, MRT, Angiographie) *oder* 3. zwei positive Befunde mit Hypervaskularisation mit Hilfe zweier verschiedener bildgebender Verfahren (SpiralCT, MRT, Angio-graphie). Zwei verschiedene Techniken müssen verwendet worden sein. *Zusätzlich:* 1. Patienten müssen (auch) zum Zeitpunkt der Höherstufung in 3-Monats-Schritten die Mailand-Kriterien erfüllen.	15 %	+ 10 %

Erkrankung	Kriterien	Initialer matchMELD - entsprechend einer 3-Monats-Mortalität von:	Höherstufung des matchMELD in 3-Monats-Schritten - entsprechend einer Zunahme der 3-Monats-Mortalität von
	2. Patienten, die im Verlauf nachweisbar die o. g. matchMELD-Kriterien aufwiesen, jedoch zum Zeitpunkt der Anfrage durch Behandlung nur noch eine Läsion < 2 cm oder keine Läsion mehr aufweisen, erfüllen ebenfalls die matchMELD-Kriterien für das hepatozelluläre Karzinom (HCC). Besteht bei einem Patienten ein HCC mit Läsionen, die nicht durchgehend (sondern z. B. erst durch Downstaging) die Mailand-Kriterien erfüllen, sind auch die Standardkriterien nicht erfüllt.		
Nichtmetastasierendes Hepatoblastom	*matchMELD-Kriterien:* 1. Patient ist < 16 J. alt; 2. Durch Leberbiopsie bewiesenes, nicht-metastasierendes Hepatoblastom; 3. Patient ist ein geeigneter Lebertransplantationskandidat.	MELD 30	falls nach 30 Tagen kein Organ vermittelt werden konnte, Zuerkennung des HU-Status

Richtlinien Wartelistenführung/Organvermittlung zur Lebertransplantation

Erkrankung	Kriterien	Initialer matchMELD - entsprechend einer 3-Monats-Mortalität von:	Höherstufung des matchMELD in 3-Monats-Schritten - entsprechend einer Zunahme der 3-Monats-Mortalität von
Adulte polyzystische Degeneration der Leber (APDL)	*matchMELD-Kriterien (mindestens 1):* 1. Aszites oder Varizenblutungen; 2. Budd-Chiari-like-Syndrom mit hepatovenöser Ausflussbehinderung durch Zysten (CT/MRT, Venographie); 3. Eingeschränkte Möglichkeit zur Zystenfenestrierung wg. Aszites; 4. Hochgradige Malnutrition (verminderter Armumfang beim nichtdominanten Arm: Männer: < 23,8 cm, Frauen: < 23,1 cm); 5. Dialyseabhängigkeit in Kombination mit einem Kriterium 1-4 (ggf. kombinierte Leber-Nieren-Transplantation); 6. Kreatinin-Clearance 20-30 ml/min in Kombination mit einem Kriterium 1-5 (ggf. kombinierte Leber-Nieren-Transplantation).	10 %	+ 10 %
Primäre Hyperoxalurie Typ 1 (PH1)	AGT-Defizit-Nachweis in Leberbiopsie in allen Fällen.		
	Anmeldung zur präemptiven Lebertransplantation ohne signifikanten Nierenschaden.	10 %	+ 10 %
	Anmeldung zur kombinierten Leber-Nieren-Transplantation ohne terminale Niereninsuffizienz.	10 %	+ 10 %
	Patienten ≥ 1 Jahr und Anmeldung zur kombinierten Leber-Nieren-Transplantation mit terminaler Niereninsuffizienz und Nierenersatztherapie.	15 %	+ 10 %

Erkrankung	Kriterien	Initialer match-MELD - entsprechend einer 3-Monats-Mortalität von:	Höherstufung des matchMELD in 3-Monats-Schritten - entsprechend einer Zunahme der 3-Monats-Mortalität von
Persistierende Dysfunktion (auch „small for size" Leber) mit Indikation zur Retransplantation	Feststellung der Retransplantationsindikation durch das Zentrum. Die Indikation kann bis zu 3 Monate nach Transplantation gestellt werden. Zudem müssen mindestens zwei der folgenden Kriterien erfüllt sein: 1. Bilirubin ≥ 10 mg/dl; 2. INR ≥ 1,5; 3. Aszites; 4. Ischemic Type Biliary Lesions, ITBL (Gallengangsischämie).	Summe aus 3-Monats-Letalität gemäß labMELD und 20 % 3-Monats-Letalität	Anpassung des labMELDs nach Laborwerten jederzeit möglich
Zystische Fibrose (Mukoviszidose)	Lebertransplantation bei FEV1 > 40 %, sonst kombinierte Leber-Lungen-Transplantation	10 %	+ 10 %
Familiäre Amyloidotische Polyneuropathie (FAP)	matchMELD-Kriterien (Erfüllung von 1 und 2 und mindestens 1 Kriterium aus 3-5): 1. Biopsie mit Nachweis von Amyloidablagerung in einem Organ; 2. Nachweis einer TTR-Genmutation (DNA-Analyse oder Massenspectrometrie (Val30Met vs. Non-Val30Met)).	15 %	+10 %

Richtlinien Wartelistenführung/Organvermittlung zur Lebertransplantation

Erkrankung	Kriterien	Initialer match-MELD - entsprechend einer 3-Monats-Mortalität von:	Höherstufung des matchMELD in 3-Monats-Schritten - entsprechend einer Zunahme der 3-Monats-Mortalität von
	Zusätzlich: 3. Neurologische Symptomatik bzw. modifizierter Polyneuropathy Disability (PND) Score von < IIIb; 4. Modifizierter BMI (mBMI) > 700 (mBMI = {Gewicht [kg]/Länge [m]2}*S-Albumin [g/L]); 5. Bei geplanter, alleiniger Lebertransplantation: Ausschluss einer klinisch apparenten kardialen Funktionsstörung und/oder keine lebensbedrohlichen Rhythmusstörungen und/oder keine Kardiomyopathie mit einer EF < 40 % ± NYHA II Symptome. Bei Vorliegen einer Herzbeteiligung und links-ventrikulärer Wanddicke > 12 mm sollte eine kombinierte Herz-Leber-Transplantation erwogen werden. Die FAP-Leber sollte, wenn möglich, zur Domino-Lebertransplantation verwendet werden.		
Hepatopulmonales Syndrom	*Kriterien (alle Kriterien müssen erfüllt sein):* 1. PaO_2 < 60 mmHg (im Sitzen bei Raumluft); 2. Keine weitere pulmonale Pathologie; 3. Nachweis intrapulmonaler Shunts und Ausschluss intrakardialer Shunts durch Kontrast-Echokardiographie; 4. Nachgewiesene Lebererkrankung.	15 %	+ 10 %

Richtlinien Wartelistenführung/Organvermittlung zur Lebertransplantation

Erkrankung	Kriterien	Initialer matchMELD - entsprechend einer 3-Monats-Mortalität von:	Höherstufung des matchMELD in 3-Monats-Schritten - entsprechend einer Zunahme der 3-Monats-Mortalität von
Portopulmonale Hypertension	*Kriterien (alle Kriterien müssen erfüllt sein):* 1. Mittlerer Pulmonalarteriendruck (mPAP) 25-35 mmHg (mit oder ohne Therapie); 2. Pulmonaler Gefäßwiderstand ≥ 240 dyn/sec; 3. Pumonalkapillarer Wedgedruck ≤ 15 mmHg; 4. Die genannten Messwerte müssen mittels Rechtsherzkatheter erhoben worden sein; 5. Nachgewiesene Lebererkrankung.	25 %	+ 10 %
Harnstoffzyklusdefekte	*matchMELD-Kriterien:* 1. Patient ist < 16 J. alt; 2. Bewiesene Harnstoffzyklus-Abweichung oder organische Azidämie; 3. Patient ist ein geeigneter Lebertransplantationskandidat.	MELD 30	falls nach 30 Tagen kein Organ vermittelt werden konnte, Zuerkennung des HU-Status
Morbus Osler	*Kriterien (alle Kriterien müssen erfüllt sein):* 1. Symptomatische Leberbeteiligung (Shunts, Abszesse, destruierende Cholangitis, Lebernekrose); 2. Vorliegen eines hyperdynamischen Herzkreislaufsyndroms mit Herzinsuffizienz durch Shunts; 3. Fachgutachten eines Kardiologen, aus dem hervorgeht, dass das hyperdynamische Herzkreislaufsyndrom vordringlich Leber-bedingt ist (und somit die Leber-transplantation kurativ ist).	15 %	+10 %
	akutes ischämisches Leberversagen im Rahmen eines Morbus Osler	MELD 40	

Erkrankung	Kriterien	Initialer matchMELD - entsprechend einer 3-Monats-Mortalität von:	Höherstufung des matchMELD in 3-Monats-Schritten - entsprechend einer Zunahme der 3-Monats-Mortalität von
Hepatisches Hämangioendotheliom	*Die folgenden Kriterien müssen erfüllt sein:* 1. Histopathologischer Nachweis eines nur wenig zellreichen Tumors mit Faktor-VIII Expression auf den Gefäßendothelien. 2. Antrag frühestens ein Jahr nach Aufnahme auf die Warteliste zur Lebertransplantation möglich.	15 %	+10 %
Biliäre Sepsis/ Sekundär sklerosierende Cholangitis (SSC)[19]	Die biliäre Sepsis ist nur durch Lebertransplantation sanierbar. *Zusätzlich müssen folgende Kriterien erfüllt sein:* 1. Mindestens zwei spontan auftretende, septische Episoden in 6 Monaten (nicht interventionell verursacht, nicht interventionell sanierbar); 2. Septikämie trotz antibiotischer Therapie. Anmerkung: eingeschlossen sind auch Komplikationen der Lebertransplantation wie ITBL, Ischämie/Gefäßthrombose, Gallengangsnekrose, diffuser Gallengangsschaden, vanishing bile duct syndrome.	Summe aus 3-Monats-Letalität gemäß labMELD und 30 % 3-Monats Letalität	Anpassung des labMELDs nach Laborwerten jederzeit möglich

Richtlinien Wartelistenführung/Organvermittlung zur Lebertransplantation

Erkrankung	Kriterien	Initialer match-MELD - entsprechend einer 3-Monats-Mortalität von:	Höherstufung des matchMELD in 3-Monats-Schritten - entsprechend einer Zunahme der 3-Monats-Mortalität von
Primär sclerosierende Cholangitis (PSC)[19]	Sicherung der Diagnose durch ERCP oder MRCP. *Zusätzlich müssen mindestens zwei der nachfolgenden Kriterien erfüllt sein:* 1. Mindestens zwei spontan auftretende, klinische Sepsis-Episoden in 6 Monaten (nicht interventionell verursacht, nicht interventionell oder antibiotisch sanierbar); 2. Entwicklung von dokumentierten dominanten Stenosen der Gallenwege; 3. Body Maß Index-Reduktion > 10 % in 12 Monaten.	15%	+10%
Cholangiokarzinom	*Kriterien:* 1. Biliäre Strikturen in Cholangiographie und Biopsie bzw. Zytologie mit Nachweis einer Neoplasie (Aneuploidie gilt als Neoplasie); 2. Tumor technisch bzw. auf Grund der Lebererkrankung nicht resezierbar; 3. Läsion (CT/MRT) < 3 cm im Durchmesser; 4. Keine intra- oder extrahepatischen Metastasen im CT/MRT (Thorax, Abdomen), keine Beteiligung regionaler Lymphknoten (Ausschluss in Laparotomie); 5. Die Transplantation sollte im Rahmen einer prospektiven Studie erfolgen.	10 %	+10 %

Allokation bei Kindern und Jugendlichen unter 16 Jahren siehe 1.4.

[19] Änderung der Richtlinien zur Lebertransplantation durch BÄK-Vorstandsbeschluss vom 15. – 16.12.2011. Inkrafttreten: 12.03.2012

Richtlinien Wartelistenführung/Organvermittlung zur Lebertransplantation

Erfüllt in Ausnahmefällen die Erkrankung eines Patienten keine der in Tabelle 3 spezifizierten Standardkriterien, begründet das Transplantationszentrum in einem Antrag an die Vermittlungsstelle, warum der labMELD die Dringlichkeit einer Transplantation bei diesem Patienten und seinem Krankheitsbild nicht adäquat widerspiegelt (sog. Non Standard Exception). Von der Vermittlungsstelle wird daraufhin ein Auditverfahren durchgeführt, um zu klären, ob ein vom labMELD abweichender matchMELD zuerkannt werden kann. Wird der Antrag von der Auditgruppe akzeptiert, erhält der Patient einen initialen matchMELD, der einer 3-Monats-Letalität von 15% entspricht. Dieser wird in 3-Monats-Schritten entsprechend einer Zunahme der 3-Monats-Letalität von 10% erhöht.

Basierend auf diesen durch die Auditgruppe beurteilten Ausnahmefällen (Non Standard Exceptions) werden – wenn medizinisch sinnvoll und aufgrund der Datenlage möglich – neue Vorschläge für Standardkriterien erarbeitet, die der Ständigen Kommission Organtransplantation (zur Ergänzung dieser Richtlinie) vorgelegt werden.

Darüber hinaus werden alle Standardkriterien regelmäßig durch die Ständige Kommission Organtransplantation überprüft und ggf. an den jeweiligen Stand der medizinischen Wissenschaft angepasst.

Hat ein Patient nach Zuweisung eines matchMELD zu einem späteren Zeitpunkt einen höheren labMELD, so wird dieser höhere MELD Score bei der Allokation berücksichtigt.

Die Höherstufung des matchMELD erfolgt nach Überprüfung in 3-Monats-Schritten.

Die Allokation erfolgt bei erwachsenen Patienten nach dem MELD Score in absteigender Reihenfolge, so dass Patienten mit dem höchsten Sterblichkeitsrisiko auf der Warteliste und damit der höchsten Dringlichkeit die höchste Priorität besitzen.

6.3. Konservierungszeit/Wartezeit

Die sofortige und adäquate Funktionsaufnahme der transplantierten Leber ist für den Verlauf und den Erfolg nach Transplantation entscheidend. Neben spenderbedingten Faktoren (z. B. Alter, Verfettung, Intensivverlauf) ist ganz besonders die Dauer der Konservierung (kalte Ischämiezeit) für die Frühfunktion von Bedeutung. Eine möglichst kurze kalte Ischämiezeit ist daher anzustreben und bei der Organallokation zu berücksichtigen. Es ist anzunehmen, dass durch die Nutzung der Informations- und Organisationsstrukturen in den gebildeten Organentnahmenregionen die Ischämiezeiten verkürzt werden können. Deshalb wird bei Patienten mit gleichem MELD-Score der regionale Empfänger bevorzugt. Danach erfolgt die Allokation nach Wartezeit. Hierzu werden die zusammenhängenden Tage der Wartezeit mit diesem und ggf. einem unmittelbar vorausgehenden, höheren MELD-Score berücksichtigt. Ist auch diese Wartezeit identisch, erfolgt die Allokation nach der Gesamtwartezeit.

6.4. Lebertransplantation bei Kindern und Jugendlichen (unter 16 Jahren)

Bei Kindern und Jugendlichen unter 16 Jahren muss die Wartezeit möglichst kurz gehalten werden. Wegen der problematischen Größenverhältnisse sollen zunächst alle Organe von Spendern unter 46 kg Körpergewicht primär für die Lebertransplantation von Kindern und Jugendlichen unter 16 Jahren vermittelt werden.

Dazu erfolgt die Allokation mit Hilfe eines matchMELD-Scores in absteigender Reihenfolge, sodass eine Transplantation nach Möglichkeit innerhalb von drei Monaten durchgeführt werden kann. Hierzu wird der initiale matchMELD einer 3-Monats-Mortalität von 15 % entsprechend festgesetzt. Sind Kinder und Jugendliche unter 16 Jahren nach drei Monaten auf der Warteliste noch nicht transplantiert, wird der matchMELD entsprechend einer Zunahme der 3-Monats-Mortalität um 10 % erhöht. Hat ein Kind oder ein Jugendlicher unter 16 Jahren einen höheren labMELD als den nach den vorgenannten Regeln festgesetzten matchMELD, so wird dieser höhere labMELD-Score bei der Allokation berücksichtigt.

6.4.1. Kinder (unter 12 Jahren)

Bei Kindern unter 12 Jahren erfolgt die Allokation mit Hilfe eines matchMELD, sodass eine Transplantation nach Möglichkeit innerhalb von drei Monaten durchgeführt werden kann. Hierzu wird der initiale matchMELD einer 3-Monats-Mortalität von 35 % entsprechend festgesetzt. Sind Kinder unter 12 Jahren nach drei Monaten auf der Warteliste noch nicht transplantiert, wird der matchMELD entsprechend einer Zunahme der 3-Monats-Mortalität um 15 % erhöht. Hat ein Kind unter 12 Jahren einen höheren labMELD als der nach den vorgenannten Regeln festgesetzte matchMELD, so wird dieser höhere lab-MELD-Score bei der Allokation berücksichtigt.

6.4.2. Jugendliche (über 12 Jahre und unter 16 Jahren)

Bei Jugendlichen erfolgt die Allokation nach dem labMELD.

6.5. Bevorzugte kombinierte Organtransplantation

Unter Berücksichtigung von Indikation und Erfolgsaussicht erfolgt eine vorrangige Allokation für Lebertransplantationen in Kombination mit anderen nicht-renalen Organen, wenn diese Kombinationen nach Prüfung durch die Auditgruppe als besonders dringlich angesehen wer-den. Somit ergibt sich folgende Allokationsreihenfolge: Gruppe der HU-Patienten > Patienten für eine bevorzugte kombinierte Organtransplantation > Gruppe der elektiven Patienten.

6.6. Leberteiltransplantation

Bei geeigneten Spenderlebern kann im Interesse der Versorgung von zwei Patienten mit einem Transplantat die Möglichkeit der Organteilung (Lebersplit) erwogen werden. Dieses Verfahren wird derzeit vor allem bei Kindern, jedoch auch bei Erwachsenen angewendet.

Erhält ein Patient von der Vermittlungsstelle ein sich aus der Warteliste ergebendes post-mortales Leberangebot, so wird die Leber zu Zwecken der Transplantation geteilt, sofern es für eine Durchführung der Transplantation medizinisch erforderlich ist. Die Leber kann darüber hinaus geteilt werden, sofern die Erfolgsaussichten der Transplantation für diesen Patienten nicht unvertretbar beeinträchtigt werden. Die Teilung der Leber sollte nach Möglichkeit von den zuständigen Ärzten des explantierenden Zentrums und den zuständigen Ärzten des implantierenden Zentrums gemeinsam durchgeführt werden.

Eine Ischämiezeit von weniger als 12 Stunden für die Teillebertransplantate ist anzustreben.

Die für die Allokation von Teillebern erforderlichen Angaben (Segmentverteilung und Ablaufzeiten) meldet das teilende Zentrum unmittelbar an die Vermittlungsstelle.

Wegen der speziellen medizinischen Bedingungen bei Empfängern einer Teilleber gelten die folgenden Allokationsregeln.

6.6.1. Asymmetrischer Lebersplit

Im Falle eines asymmetrischen Lebersplits, d. h. bei der Teilung in einen linkslateralen Lappen (Segmente 2 und 3) und einen erweiterten rechten Lappen (anatomisch rechter Leberlappen plus Segment 4 (Segmente 4 bis 8)), handelt es sich bei dem erweiterten rechten Lappen in der Regel nicht um ein Organ mit eingeschränkter Vermittelbarkeit.

6.6.1.1. Primäre Zuteilung für ein Kind als Empfänger

Bei geplanter Teilung primär für ein Kind als Empfänger des linkslateralen Lappens soll der verbleibende erweiterte rechte Leberlappen nur solchen Transplantationszentren für diejenigen Patienten angeboten werden, die nach dem Zentrums- und dem Patientenprofil für die Transplantation eines erweiterten rechten Leberlappens in Betracht kommen. Im Übrigen erfolgt die Vermittlung nach den allgemeinen Regeln für das jeweilige Organ.

6.6.1.2. Primäre Zuteilung für einen erwachsenen Empfänger

Bei geplanter Teilung primär für einen Erwachsenen als Empfänger des erweiterten rechten Leberlappens sind für die konsekutive Zuteilung des verbleibenden linkslateralen Lappens die Regeln des beschleunigten Vermittlungsverfahrens zu beachten.

6.6.2. Symmetrischer Lebersplit

Bei geplanter Teilung einer primär entsprechend den Richtlinien zur Organvermittlung allozierten Leber durch einen symmetrischen Lebersplit, d. h. bei der Teilung der Leber in den anatomisch rechten (Segmente 5 bis 8) und den anatomisch linken Leberlappen (Segmente 2 bis 4), sind für die konsekutive Zuteilung des jeweils verbleibenden Lebersplits die Regeln des beschleunigten Vermittlungsverfahrens zu beachten.

7. Verfahrensweise bei der Organvermittlung

Die Regeln der Organallokation der vermittlungspflichtigen Leber-Spenderorgane sind regelmäßig auf ihre Validität zu überprüfen. Unter Berücksichtigung der Ergebnisse der Qualitätssicherung ist jährlich zu klären, ob die Entwicklung der medizinischen Wissenschaft eine Änderung der Kriterien oder ihrer Gewichtung erforderlich macht. Dazu berichtet die Vermittlungsstelle der Ständigen Kommission Organtransplantation jährlich, insbesondere auch zu den in anderen Ländern über Auditverfahren vermittelten Organen für sogenannte Non-Standard-Exceptions. Die Transplantationszentren sind verpflichtet, der Vermittlungsstelle die dafür notwendigen Daten zu übermitteln.

8. Expertengruppe Lebertransplantation (Auditgruppe)

8.1. Aufgaben der Auditgruppe und Verfahren

8.1.1. HU-Verfahren

Ein Patient, der zur dringlichen Transplantation (Dringlichkeitsstufe HU) angemeldet wird, muss sich in dem anmeldenden Transplantationszentrum in stationärer Behandlung befinden. Die Einstufung in die Dringlichkeitsstufe HU trifft der medizinische Dienst der Vermittlungsstelle. In Ausnahmefällen führt die Vermittlungsstelle zur Feststellung der Dringlichkeit ein Auditverfahren durch.

8.1.2. Kombinierte Lebertransplantation

Bei Patienten, bei denen eine Lebertransplantation in Kombination mit anderen nicht-renalen Organen vorgesehen ist, wird von der Vermittlungsstelle auf Antrag des Transplantationszentrums ein Auditverfahren durchgeführt, um zu klären, ob im Einzelfall unter Berücksichtigung von Indikation und Erfolgsaussicht eine vorrangige Allokation vor elektiven Transplantationen angezeigt ist.

8.1.3. Zuweisung eines matchMELD bei Nichtvorliegen von Standardkriterien (Non Standard Exceptions)

Für Patienten mit Krankheitsbildern, deren Dringlichkeit der Transplantation durch den lab-MELD nicht adäquat ausgedrückt wird und für die (noch) keine Standardkriterien festgelegt wurden, wird von der Vermittlungsstelle ein Auditverfahren durchgeführt, um zu klären, ob eine Non Standard Exception besteht (s. 6.2.2.2.).

8.2. Zusammensetzung der Auditgruppe und Verfahren19

Die Auditgruppe besteht aus drei in der Lebertransplantation erfahrenen Ärzten aus verschiedenen Zentren im Vermittlungsbereich der Vermittlungsstelle, nicht jedoch aus dem anmeldenden Zentrum. Die Mitglieder der Auditgruppe werden von der Vermittlungsstelle benannt.

Die Entscheidung der Auditgruppe ist mehrheitlich zu treffen und erfolgt im Falle des HU-Verfahrens unverzüglich und für die anderen Auditverfahren zeitnah unter Beachtung der medizinischen Dringlichkeit. Jedes Votum wird begründet und bei der Vermittlungsstelle dokumentiert.

Die Reevaluation erfolgt auf Veranlassung des anmeldenden Zentrums für die Dringlichkeitsstufe HU nach 14 Tagen und für Standard und Non Standard Exceptions nach 3 Monaten.

8.3. Evaluation

Die Auditverfahren sollen von der Vermittlungsstelle fortlaufend gesondert dokumentiert und evaluiert werden. Darüber ist der Ständigen Kommission Organtransplantation regelmäßig, jedenfalls jährlich zu berichten, um ggf. neue Erkenntnisse zeitnah in die Richtlinie einzuarbeiten.

Die Transplantationszentren sind verpflichtet, der Vermittlungsstelle die für die Evaluation der Audits notwendigen Daten zu übermitteln.

9. Allokation von eingeschränkt vermittelbaren Organen

9.1. Kriterien für die Einschränkung der Vermittelbarkeit

Es gelten die im Allgemeinen Teil genannten Kriterien für die Einschränkung der Vermittel-barkeit (II. 3.2.). Daneben bestehen für die Lebertransplantation spezifizierte erweiterte Spenderkriterien.

Dies sind alternativ:
- Alter des Spenders > 65 Jahre,
- Intensivtherapie einschließlich Beatmung des Spenders > 7 Tage,
- Adipositas des Spenders mit BMI > 30,
- Fettleber (histologisch gesichert) > 40 %,
- S-Natrium > 165 mmol/l (letzter Wert vor der Spendermeldung),
- SGOT oder SGPT > 3 x normal (letzter Wert vor der Spendermeldung) oder
- S-Bilirubin > 3 mg/dl (letzter Wert vor der Spendermeldung).

Im Einzelfall muss es der Einschätzung der an der Organentnahme beteiligten Ärzte überlassen bleiben, ob erweiterte Spenderkriterien vorliegen. Dies gilt insbesondere auch, wenn im Laufe des Vermittlungsverfahrens oder des Organspendeprozesses gravierende Beeinträchtigungen, zum Beispiel der Kreislaufstabilität des Spenders, auftreten, die eine beschleunigte Organentnahme, Allokation und Transplantation notwendig machen.

9.2. Evaluation

Die Verfahrensevaluation für die Leberallokation von eingeschränkt vermittelbaren Organen soll jährlich vorgenommen werden.

Richtlinien Wartelistenführung/Organvermittlung zur Lebertransplantation

Anhang 2

Richtlinien zur Feststellung des Hirntodes*

Wissenschaftlicher Beirat der Bundesärztekammer

Dritte Fortschreibung 1997
mit Ergänzungen gemäß Transplantationsgesetz (TPG)

Vorspann

Das am 1. Dezember 1997 in Kraft getretene Transplantationsgesetz weist der Bundesärztekammer eine Fülle neuer Aufgaben zu.
Nach § 16 Abs. 1 Nr. 1 „stellt die Bundesärztekammer den Stand der Erkenntnisse der medizinischen Wissenschaft in Richtlinien für die Regeln zur Feststellung des Todes nach § 3 Abs. 1 Nr. 2 und die Verfahrensregeln zur Feststellung des endgültigen nicht behebbaren Ausfalls der Gesamtfunktion des Großhirns, des Kleinhirns und des Hirnstamms nach § 3 Abs. 2 Nr. 2 [...] fest." § 5 Abs. 1 erfordert eine formale Ergänzung der 1997 vom Wissenschaftlichen Beirat der Bundesärztekammer veröffentlichten dritten Fortschreibung der „Kriterien des Hirntodes". Demgemäß wird der bisherige Text mit den rechtlich erforderlich gewordenen Ergänzungen veröffentlicht. Die Einfügungen sind in den jeweiligen Abschnitten durch Fettdruck kenntlich gemacht.

Einleitung

Die folgenden **Richtlinien** sind **verpflichtende Entscheidungsgrundlagen** für den Arzt, **der die** unteilbare Verantwortung für die Feststellung des Hirntodes **trägt**.

---

* Quelle: deutsches Ärzteblatt 95, Heft 30, 24 Juli 1998 (53–60) A-1861 bis A-1868. Mit freundlicher Genehmigung

Richtlinien zur Feststellung des Hirntodes

Mit dem Hirntod ist naturwissenschaftlich-medizinisch der Tod des Menschen festgestellt. **Wird vom Arzt ein äußeres sicheres Zeichen des Todes festgestellt, so ist damit auch der Hirntod nachgewiesen.**
Die Erfüllung der Voraussetzungen, die obligate Feststellung von Bewußtlosigkeit (Koma), Hirnstamm-Areflexie und Atemstillstand (Apnoe) sowie die vorgesehenen Beobachtungszeiten oder geeignete ergänzende Untersuchungen geben dem Arzt die Sicherheit, den Hirntod festzustellen und zu dokumentieren.
Der Hirntod kann in jeder Intensivstation auch ohne ergänzende apparative Diagnostik festgestellt werden.
Die Besonderheiten im Kindesalter werden im Abschnitt 4, die Besonderheiten bei primären infratentoriellen Hirnschädigungen in Anmerkung 6 beschrieben.

Definition; Diagnose

Der Hirntod wird definiert als Zustand der irreversibel erloschenen Gesamtfunktion des Großhirns, des Kleinhirns und des Hirnstamms. Dabei wird durch kontrollierte Beatmung die Herz- und Kreislauffunktion noch künstlich aufrechterhalten.
Die Diagnose des Hirntodes erfordert

- die Erfüllung der Voraussetzungen,
- die Feststellung der klinischen Symptome Bewußtlosigkeit (Koma), Hirnstamm-Areflexie und Atemstillstand (Apnoe) sowie
- den Nachweis der Irreversibilität der klinischen Ausfallsymptome.

Das diagnostische Vorgehen wird nachfolgend beschrieben und ist in der Abbildung skizziert.

Praktische Entscheidungsgrundlagen

1. Voraussetzungen

1.1. Vorliegen einer akuten schweren primären oder sekundären Hirnschädigung.
Bei den primären Hirnschädigungen ist zwischen supratentoriellen und infratentoriellen Schädigungen zu unterscheiden *(Anmerkung 1).*

Richtlinien zur Feststellung des Hirntodes

1.2. Ausschluß von Intoxikation, dämpfender Wirkung von Medikamenten, neuromuskulärer Blockade, primärer Unterkühlung, Kreislaufschock, Koma bei endokriner, metabolischer oder entzündlicher Erkrankung als möglicher Ursache oder Mitursache des Ausfalls der Hirnfunktion im Untersuchungszeitraum *(Anmerkung 2)*.

2. Klinische Symptome des Ausfalls der Hirnfunktion

(Anmerkung 3a und 3b)

2.1. Bewußtlosigkeit (Koma);
2.2. Lichtstarre beider ohne Mydriatikum mittelbis maximal weiten Pupillen;
2.3. Fehlen des okulo-zephalen Reflexes;
2.4. Fehlen des Kornealreflexes;
2.5. Fehlen von Reaktionen auf Schmerzreize im Trigeminusbereich;
2.6. Fehlen des Pharyngealund Trachealreflexes;
2.7. Ausfall der Spontanatmung *(Anmerkung 3b)*.

Die übrige neurologische und vegetative Symptomatik ist zu berücksichtigen *(Anmerkung 4)*.

Die Erfüllung der Voraussetzungen (siehe 1.) und alle geforderten klinischen Symptome (siehe 2.) müssen übereinstimmend und unabhängig von zwei qualifizierten Ärzten *(Anmerkung 5)* festgestellt und dokumentiert werden (siehe Protokollbogen).

3. Nachweis der Irreversibilität der klinischen Ausfallsymptome

Bei *primären supratentoriellen oder bei sekundären Hirnschädigungen* muß die Irreversibilität der klinischen Ausfallsymptome nachgewiesen werden entweder

- durch weitere klinische Beobachtungen während angemessener Zeit (siehe 3.1.) oder
- durch ergänzende Untersuchungen (siehe 3.2.).

Bei *primären infratentoriellen Hirnschädigungen (siehe Anmerkung 1)* kann der Hirntod erst beim Vorliegen eines Null-Linien-EEGs oder beim Nachweis des zerebralen Zirkulationsstillstandes festgestellt werden.

Richtlinien zur Feststellung des Hirntodes

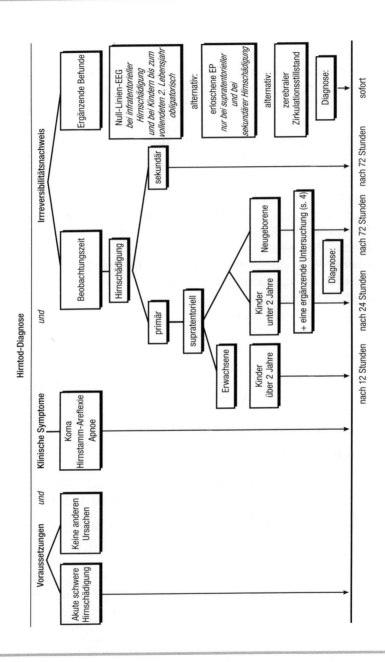

3.1. Zeitdauer der Beobachtung

Die Irreversibilität des Hirnfunktionsausfalls und damit der Hirntod ist erst dann nachgewiesen, wenn die klinischen Ausfallsymptome (siehe 2.)
- bei Erwachsenen und bei Kindern ab dem dritten Lebensjahr
  - mit primärer Hirnschädigung nach mindestens zwölf Stunden,
  - mit sekundärer Hirnschädigung nach mindestens drei Tagen

erneut übereinstimmend nachgewiesen worden sind.

3.2. Ergänzende Untersuchungen

Sie können nicht allein den irreversiblen Hirnfunktionsausfall nachweisen. Die Irreversibilität der klinischen Ausfallsymptome (siehe 2.) kann – außer durch die Verlaufsbeobachtung – alternativ nachgewiesen werden durch:
- Null-Linien-EEG oder
- Erlöschen evozierter Potentiale oder
- zerebralen Zirkulationsstillstand.

3.2.1. EEG

Ergibt eine standardisierte EEG-Ableitung eine hirnelektrische Stille (Null-Linien-EEG) *(Anmerkung 6)*, so kann die Irreversibilität des Hirnfunktionsausfalls ohne weitere Beobachtungszeit festgestellt werden.

3.2.2. Evozierte Potentiale

Bei primären supratentoriellen und bei sekundären Hirnschädigungen kann unter bestimmten Bedingungen das Erlöschen der intrazerebralen Komponenten der frühen akustischen oder der zerebralen und der hochzervikalen Komponente der somatosensibel evozierten Potentiale (FAEP, SEP) die Irreversibilität des Hirnfunktionsausfalls beweisen und eine weitere Beobachtungszeit ersetzen *(Anmerkung 7)*.

3.2.3. Zerebraler Zirkulationsstillstand

Dieser kann bei ausreichendem Systemblutdruck mittels Dopplersonographie oder durch zerebrale Perfusionsszintigraphie nachgewiesen werden *(Anmerkung 8)*. Bei zerebralem Zirkulationsstillstand kann die Irreversibilität des Hirnfunktionsausfalls ohne weitere Beobachtungszeit festgestellt werden.

Wurde bei einer zur Klärung der Art der Hirnschädigung oder zur Therapieentscheidung durchgeführten selektiven Angiographie *(Anmerkung 8)* ein zerebraler Zirkulationsstillstand nachgewiesen, so kann die Irreversibilität des Hirnfunktionsausfalls ohne weitere Beobachtungszeit festgestellt werden.

Trotz irreversibel erloschener Gesamtfunktion des Gehirns kann seine Zirkulation teilweise erhalten sein, wenn der intrakranielle Druck nicht stark genug angestiegen ist, z. B. bei großen offenen Schädel-Hirnverletzungen, aber auch bei sekundären Hirnschäden. Es muß dann die Irreversibilität des Hirnfunktionsausfalles durch Verlaufsbeobachtung oder durch neurophysiologische Befunde nachgewiesen werden.

4. Besonderheiten bei Kindern vor dem dritten Lebensjahr

Bei Frühgeborenen (unter 37 Wochen postmenstruell) ist das den Richtlinien zugrunde liegende Konzept der Hirntodfeststellung bisher nicht anwendbar. Bei reifen Neugeborenen (0–28 Tage), Säuglingen (29–365 Tage) und Kleinkindern bis zum vollendeten zweiten Lebensjahr (366–730 Tage) gelten die unter 1. genannten Voraussetzungen und die unter 2. beschriebenen klinischen Ausfallsymptome. Ihre Überprüfung erfordert jedoch wegen der reifungsbedingten patho-physiologischen Umstände besondere Kenntnisse und Erfahrungen. Die Beobachtungszeit der klinischen Ausfallsymptome beträgt unabhängig von ihrer Ursache

- bei reifen Neugeborenen mindestens 72 Stunden,
- bei Säuglingen und Kleinkindern mindestens 24 Stunden.

  Die Irreversibilität der klinischen Ausfallsymptome ist nur dann nachgewiesen, wenn bei den erforderlichen mindestens zwei Untersuchungen jeweils zusätzlich
- entweder ein Null-Linien-EEG *(Anmerkung 6)*

- oder das Fehlen der FAEP *(Anmerkung 7)*
- oder dopplersonographisch ein zerebraler Zirkulationstillstand *(Anmerkung 8)*

festgestellt worden ist.

Das Perfusionsszintigramm muß als ergänzende Untersuchung nur einmal, und zwar nach der zweiten klinischen Feststellung der Ausfallsymptome durchgeführt werden.

Anders als mit dem EEG befassen sich bisher nur wenige Literaturmitteilungen mit dem Nachweis der Irreversibilität der klinischen Ausfallsymptome im

- 1. Lebenshalbjahr mittels Untersuchung der FAEP oder Dopplersonographie,
- 1. Lebensmonat mittels Perfusionsszintigraphie.

Anmerkungen

Anmerkung 1: Art der Hirnschädigung

Primäre Hirnschädigungen, insbesondere Hirnverletzungen, intrakranielle Blutungen, Hirninfarkte, Hirntumoren oder akuter Verschluß-Hydrozephalus, betreffen das Gehirn unmittelbar und strukturell.

Bei primären infratentoriellen Prozessen wird auf die Besonderheiten der Symptomfolge hingewiesen, die den Nachweis eines Null-Linien-EEGs *(Anmerkung 6)* oder des zerebralen Zirkulationsstillstandes *(Anmerkung 8)* zwingend erforderlich machen.

Sekundäre Hirnschädigungen betreffen das Gehirn mittelbar über den Stoffwechsel und können die Folge z. B. von Hypoxie, von kardial bedingtem Kreislaufstillstand oder langdauerndem Schock sein *(vergleiche Kommentar)*.

Anmerkung 2: Einschränkende Voraussetzungen

Durch Vorgeschichte und Befund muß sichergestellt sein, daß keiner der unter 1.2. beschriebenen Faktoren die Ausfallsymptome zum Untersuchungszeitpunkt erklärt.

Die Bedeutung zentral dämpfender Medikamente für die Ausfallsymptome läßt sich beurteilen durch die

- Zuordnung von bisher verabreichten Medikamenten zu den vorher erhobenen Befunden,
- Wirkung von Antidots,
- medikamentös nicht unterdrückbaren neurophysiologischen Befunde,
- Untersuchung der Hirndurchblutung.

Bei den hier diskutierten Hirnschädigungen gibt es derzeit für die Beurteilung medikamentöser Einflüsse auf bestimmte Befunde keine gesicherten Konzentrations-Wirkungsbeziehungen der meisten zentral dämpfenden Medikamente.
Im Zweifelsfall muß innerhalb der Hirntoddiagnostik ein zerebraler Zirkulationsstillstand nachgewiesen werden.

Anmerkung 3a: Untersuchung von Koma und Hirnstamm-Areflexie

Der hier zu fordernde Koma-Grad ist definiert als Bewußtlosigkeit ohne Augenöffnung und ohne andere zerebrale Reaktion auf wiederholten adäquaten Schmerzreiz *(Anmerkung 4)*.
Starker Druck auf die supraorbitalen Nervenaustrittspunkte oder Schmerzreize an der Nasenschleimhaut lösen keine motorische und keine vegetative Reaktion aus. (Cave: Gesichtsschädelverletzungen)
Bei dem okulo-zephalen Reflex fehlt bei plötzlicher, passiver Kopf-Seitwärtsdrehung (Cave: HWS-Instabilität) die normale Bulbus-Abweichung zur Gegenseite (Puppenkopfphänomen) und jede andere Augenbewegung. Alternativ kann eine beiderseitige kalt-kalorische Vestibularisprüfung vorgenommen werden; auch dabei muß jede Augenbewegung fehlen. Wartezeit zwischen den Spülungen beider Seiten: 5 Minuten.
Prüfung des Pharyngealreflexes durch mehrfache Spatelberührung im Rachen, des Trachealreflexes durch Reiz mit einem in den Trachealtubus bis zur Carina eingeführten Katheter.

Anmerkung 3b: Prüfung des Atemstillstandes

Der Apnoe-Test ist für die Feststellung des Hirntodes obligatorisch. Er kann wegen der physiologischen Wirkungen der Hyperkapnie erst als letzte klinische

Untersuchung des Hirnfunktionsausfalls durchgeführt werden. Ein zentraler Atemstillstand liegt vor, wenn bei bisher gesunden Menschen bei einem $p_a CO_2 \geq 60$ mmHg keine Eigenatmung einsetzt.

Die Hyperkapnie von mindestens 60 mmHg kann je nach einer O_2-Gaswechselstörung entweder durch Diskonnektion vom Respirator oder durch Hypoventilation herbeigeführt werden. Hinreichende Oxygenation ist durch intratracheale O_2-Insufflation oder Beatmung mit reinem O_2 zu gewährleisten.

Für Patienten, deren Eigenatmung aufgrund kardio-pulmonaler Vorerkrankungen an einen CO_2-Partialdruck von mehr als 45 mmHg adaptiert ist, gibt es keine allgemein anerkannten Werte des $p_a CO_2$ für den Apnoe-Test. In diesen Fällen ist der Funktionsausfall des Hirnstamms zusätzlich durch apparative Untersuchungen zu belegen (siehe 3). Dies gilt auch, wenn ein Apnoe-Test wegen Thorax-Verletzungen oder ähnlicher Traumata nicht durchführbar ist.

Auch bei Anenzephalen muß innerhalb der Hirntod-Diagnostik der Atemstillstand nachgewiesen werden.

Anmerkung 4: Übrige neurologische und vegetative Symptomatik

Beim Hirntoten können spinale Reflexe und Extremitäten-Bewegungen (beispielsweise: Lazarus-Zeichen) sowie die Leitfähigkeit des peripheren Abschnittes von Hirnnerven, die periphere Erregbarkeit und spontane Entladungen im Elektromyogramm der Gesichtsmuskeln vorübergehend noch erhalten bleiben oder wiederkehren, solange der Körper-Kreislauf und die Beatmung aufrechterhalten werden. Der über den Hirnstamm verlaufende Blinzelreflex erlischt klinisch mit der Hirnstamm-Areflexie.

Diagnostische Einschränkungen durch Blutdruckanstieg oder Fieber sind nicht bekannt geworden. Mit Eintritt des Hirntodes kann, je nach Temperatur von Umgebung und Beatmungsluft, die KörperKerntemperatur abfallen. Der Zeitpunkt des Auftretens eines Diabetes insipidus variiert; sein Fehlen schließt die Diagnose des Hirntodes nicht aus.

Das Fortbestehen einer Schwangerschaft widerspricht nicht dem eingetretenen Hirntod der Mutter. Eine Schwangerschaft wird endokrinologisch von der Plazenta und nicht vom Gehirn der Mutter aufrechterhalten.

Richtlinien zur Feststellung des Hirntodes

Anmerkung 5: Qualifikationsanforderungen an die zwei Untersucher

Die beiden den Hirntod feststellenden und dokumentierenden Ärzte müssen gemäß den Anforderungen der „Richtlinien zum Inhalt der Weiterbildung" über eine mehrjährige Erfahrung in der Intensivbehandlung von Patienten mit schweren Hirnschädigungen verfügen.

Nach dem endgültigen, nicht behebbaren Stillstand von Herz und Kreislauf kann der Hirntod von jedem approbierten Arzt durch äußere sichere Todeszeichen (zum Beispiel Totenflecke, Totenstarre) indirekt nachgewiesen werden.

Anmerkung 6: EEG-Untersuchung

Das EEG soll in Anlehnung an die Richtlinien der Deutschen Gesellschaft für klinische Neurophysiologie abgeleitet werden und muß von einem darin erfahrenen Arzt kontrolliert und beurteilt werden:

1. Die Registrierung muß mindestens 30 Minuten kontinuierlich, einwandfrei auswertbar und artefaktarm erfolgen.
2. Abgeleitet werden kann mit Klebe- oder mit Nadelelektroden. Stahlnadelelektroden können Polarisationseffekte zeigen. Daher muß für die gewählte Kombination aus Verstärker und Elektrode eine technisch stabile EEG-Ableitung über entsprechend lange Zeiten sichergestellt sein.
3. Die Elektroden sind nach dem 10:20-System zu setzen. Die Ableitprogramme sollen auch Abgriffe mit doppelten Elektroden-Abständen beinhalten, zum Beispiel: Fp1-C3, F3-P3 usw. Bei digitalen Systemen mit referentieller Registrierung sind für die Darstellungen Programme zu verwenden, die obige Empfehlungen berücksichtigen.
4. Die Elektrodenübergangswiderstände sollen zwischen 1 kΩ und 10 kΩ liegen und möglichst gleich niedrig sein. Die Messungen der Übergangswiderstände sollen die Referenzelektrode(n) und die Erdungselektrode(n) einschließen. Die Werte der Widerstände müssen zu Beginn und Ende der Aufzeichnung dokumentiert werden. Widerstände unter 1 kΩ können durch Flüssigkeits- oder Elektroden-Gel-Brücken verursacht werden.
5. Die Registrierung soll mit Standard-Filtereinstellungen erfolgen: untere Grenzfrequenz 0,53 Hz (Zeitkonstante 0,3 s), obere Grenzfrequenz 70 Hz,

bei digitalen Systemen mit steilen Filterflanken entsprechend höher. Um auch sehr langsame Frequenzen zu erfassen, ist mindestens 10 Minuten mit einer unteren Grenzfrequenz von 0,16 Hz oder darunter (Zeitkonstante von 1 s oder länger) zu registrieren.
6. Die Ableitung soll mit der Verstärkereinstellung von 5 beziehungsweise 7 µV/mm begonnen werden. Die der Beurteilung zugrunde liegenden mindestens 30minütigen EEG-Abschnitte müssen mit höherer Verstärkung, teilweise mit einer Empfindlichkeit von wenigstens 2 µV/mm aufgezeichnet werden. Bei digitaler EEG-Technik muß die Auswertung mit einer Auflösung von 2 µV/mm möglich sein. Die Geräteeichung soll mit einem Signal erfolgen, dessen Höhe der Amplitude des zu erwartenden Signals entspricht, z. B. 20 µV bei einer Empfindlichkeit von 2 µV/mm. Die Eichsignale müssen am Beginn, bei jeder Änderung und am Ende der Ableitung aufgezeichnet werden. Steht kein entsprechend kleines Eichsignal zur Verfügung, muß das Eichsignal mit der Standardeinstellung aufgezeichnet und jede Verstärkeränderung dokumentiert werden.
7. Der Rauschpegel des EEG-Gerätes muß so gering sein, daß eine sichere Abgrenzung von EEG-Potentialen um 2 µV möglich ist.
8. Die Ableitung muß mit mindestens 8 EEG-Kanälen erfolgen. Zusätzlich ist kontinuierlich das EKG aufzuzeichnen. Andere als EKG-Artefakte müssen sicher identifiziert und vom EEG abgegrenzt werden.
9. Zu Beginn der Ableitung soll die Funktionstüchtigkeit der einzelnen Verstärker durch das Auslösen von Artefakten (Berühren der Elektroden) überprüft werden.

Anmerkung 7: Multimodal evozierte Potentiale

Die Untersuchungen sollen in Anlehnung an die Richtlinien der Deutschen Gesellschaft für klinische Neurophysiologie durchgeführt werden und müssen von einem in der Methode erfahrenen Arzt ausgeführt und einwandfrei dokumentiert werden.

Folgende *FAEP-Muster* weisen bei primären supratentoriellen und bei sekundären Hirnschädigungen die Irreversibilität der klinischen Ausfallsymptome gemäß den Voraussetzungen nach:
- Der progrediente, konsekutive Verlust der Wellen mit schließlich bilateralem Ausfall aller Komponenten,

- der progrediente, konsekutive Ausfall der Wellen III–V mit ein- oder beidseitig erhaltenen Wellen I oder I und II,
- isoliert erhaltene Wellen I oder I und II.

Stimulation: Geschirmte Kopfhörer mit überprüfter Reizpolarität und bekanntem, vom Hersteller belegten Frequenzgang (alternativ pneumatisch arbeitende Kopfhörer, wobei die Latenzen um die Laufzeit im Schlauch zu korrigieren sind).

- Klickreize 100 µsec Dauer, Reizfrequenz 10–15 Hz, ungerade Wiederholungsrate,
- Sog und Druckreize müssen getrennt gemittelt und gespeichert werden; falls dies technisch nicht möglich ist, sollen nur Sogpulse verwendet werden,
- Schalldruck 95 dB HL; kontralaterales Ohr mit 30 dB unter Klick-Schalldruck verrauschen.

Analysezeit: 10 ms, zur Artefaktabgrenzung (50 Hz) 20 ms.

Filtereinstellung (bei 6 dB/Oktave Filter): untere Grenzfrequenz 100–150 Hz, obere Grenzfrequenz 3000 Hz.

Elektrodenposition: Vertex (Cz), Referenz am ipsilateralen Ohrläppchen oder Mastoid (Welle I bei Ableitung mit Nadelelektrode aus dem Gehörgang besser zu identifizieren).

Elektroden: Sowohl Nadel- als auch Klebeelektroden. Der Elektrodenwiderstand soll 5 kΩ nicht überschreiten.

Mittelungsschritte: 1000–2000. Jede Messung muß mindestens einmal wiederholt werden, um die Wellen reproduzierbar zu belegen. Auf eine wirksame Artefaktunterdrückung ist zu achten.

Die hochzervikalen SEP erlöschen entsprechend dem kranio-kaudal fortschreitenden Zirkulationsausfall nicht notwendigerweise gleichzeitig mit dem EEG und den FAEP. Wenn keine Halsmarkschädigung vorliegt, weisen folgende *SEP-Muster* bei primären supratentoriellen und bei sekundären Hirnschädigungen die Irreversibiltät der klinischen Ausfallsymptome gemäß den Voraussetzungen nach:

- Ausfall der Komponente N 13 (ableitbar über HWK 2) bei Fehlen des kortikalen Primärkomplexes bei Fz-Referenz,
- Abbruch der Kette der Far-field-Potentiale spätestens nach der Komponente N 11/P 11 bei extrakranieller Referenz und Ableitung über der sensiblen Rinde.

Stimulation: Rechteckimpulse, Dauer 0,1–0,2 ms, Frequenz 3–5 Hz, Reizstärke 2–3 mA über der motorischen Schwelle, Kathode proximal.
Analysezeit: Bei Armnerven-Stimulation 40–50 ms, bei fehlender Reizantwort zu verdoppeln.
Filtereinstellung (bei 6 dB/Oktave Filter): untere Grenzfrequenz für kortikales SEP 5–10 Hz, für spinales SEP 20–50 Hz; obere Grenzfrequenz 1000–2000 Hz.
Elektrodenposition: Referenz Fz: Erb'scher Punkt, Dornfortsätze C7 und C2, kortikal C3', C4'; Referenz Hand: C3', C4'.
Elektrodenarten: Sowohl Nadel als auch Klebeelektroden, Elektrodenwiderstand nicht über 5 kΩ.
Mittelungsschritte: 512–2048, mindestens einmal reproduziertes Potential. Auf eine wirksame Unterdrückung von Artefakten ist zu achten.

Anmerkung 8: Zerebraler Zirkulationsstillstand

Der irreversible Hirnfunktionsausfall ist meistens Folge eines zerebralen Zirkulationsstillstandes. Bei großen offenen Schädel-Hirn-Verletzungen und vereinzelt bei sekundären Hirnschädigungen kommt es aber, wenn der intrakranielle Druck nicht stark genug ansteigt, nicht zu einem zerebralen Zirkulationsstillstand. In diesen Fällen ist die Irreversibilität des Hirnfunktionsausfalles entweder durch Verlaufsbeobachtung oder neurophysiologische Befunde nachzuweisen.

Dopplersonographie
Der zerebrale Zirkulationsstillstand kann mit der Dopplersonographie durch transkranielle Beschallung der Hirnbasisarterien und Untersuchung der extrakraniellen hirnversorgenden Arterien von einem in dieser Methode speziell erfahrenen Untersucher bewiesen werden, wenn bei mindestens zweimaliger Untersuchung im Abstand von wenigstens 30 Minuten einer der folgenden Befunde beidseitig dokumentiert wird:

- Biphasische Strömung (oszillierende Strömung) mit gleich ausgeprägter antero- und retrograder Komponente oder kleine frühsystolische Spitzen, die kleiner als 50 cm/s sind, und sonst fehlende systolische und diastolische Strömung in den Aa. cerebri mediae, Aa. carotides internae intrakraniell, sowie in den übrigen beschallbaren intrakraniellen Arterien und in den extrakraniellen Aa. carotides internae und Aa. vertebrales.

- Ein Fehlen der Strömungssignale bei transkranieller Beschallung der Hirnbasisarterien kann nur dann als sicheres Zeichen eines zerebralen Kreislaufstillstandes gewertet werden, wenn derselbe Untersucher einen Signalverlust bei zuvor eindeutig ableitbaren intrakraniellen Strömungssignalen dokumentiert hat und an den extrakraniellen hirnversorgenden Arterien ebenfalls ein zerebraler Kreislaufstillstand nachweisbar ist.

Perfusionsszintigraphie
Hierbei müssen Radiopharmaka verwendet werden, deren diagnostische Sicherheit validiert worden ist wie das Tc-99m-Hexamethylpropylenaminoxim (HMPAO).
Statische Szintigraphien erfassen die Gewebsdurchblutung durch den über viele Stunden in nahezu unveränderter Konzentration „getrappten" hydrophilen Tracer. Die fehlende Aufnahme des Radiopharmakons kann nicht medikamentös oder stoffwechselbedingt sein.
Szintigraphische Kriterien des Hirntodes sind die fehlende Darstellung der zerebralen Gefäße, der zerebralen Perfusion und der Anreicherung im Hirngewebe. Die Szintigraphie muß in verschiedenen Ansichten und kann auch in tomographischer Technik erfolgen. Nach Bolusinjektion des Radiopharmakons erfolgt zunächst die Darstellung der großen kranialen Gefäße von ventral, anschließend erfolgen statische Szintigraphien zur Erfassung der Gewebsdurchblutung.
Eine Qualitätskontrolle soll in vitro durch die Bestimmung der Markierungsausbeute (möglichst größer als 90 Prozent) mittels Dünnschichtchromatographie erfolgen. Zusätzlich sollte durch Szintigraphien von Thorax und Abdomen die Prüfung der physiologischen Verteilung des Radiopharmakons als *in vivo* Qualitätskontrolle vorgenommen werden.

Angiographie
Die Indikationsstellung zur selektiven arteriellen Angiographie setzt Möglichkeiten therapeutischer Konsequenzen voraus.
Bei einer selektiven arteriellen Angiographie entsprechend 3.2.3. muß eine Darstellung beider Karotiden und des vertebrobasilären Kreislaufs erfolgen. Wenn dabei ein eindeutiger Stillstand des injizierten Kontrastmittels an der Hirnbasis oder im Anfangsteil der großen Hirnarterien erkennbar ist, so liegt ein zerebraler Zirkulationsstillstand vor. Dabei muß die Lage des Katheters dokumentiert sein und bei der Untersuchung von Erwachsenen ein ausreichen-

der arterieller Blutmitteldruck > 80 mmHg, bei Kindern bis zur Pubertät > 60 mmHg bestanden haben.

Kommentar

Etwaige Zweifel an klinischen oder ergänzenden Untersuchungsbefunden erfordern in jedem Falle weitere Beobachtung und Behandlung.
Die auf wenige Minuten begrenzte Wiederbelebungszeit des Gehirns ist grundsätzlich kürzer als diejenige des Herzens. Zeitgrenzen für die Irreversibilität eines elektrokardiographisch als Kammerflimmern oder Asystolie dokumentierten Herzstillstandes können wegen der stark variablen Bedingungen nicht angegeben werden. In jedem Fall führt ein Herz-Kreislaufstillstand früher zum Hirntod als zur Irreversibilität des Herzstillstandes.

Todeszeitpunkt
Festgestellt wird nicht der Zeitpunkt des eintretenden, sondern der Zustand des bereits eingetretenen Todes. Als Todeszeit wird die Uhrzeit registriert, zu der die Diagnose und Dokumentation des Hirntodes abgeschlossen sind.

Geltungsbereich und Protokollierung
Die beschriebene Todesfeststellung durch Nachweis des Hirntodes ist unabhängig von einer danach medizinisch möglichen Organentnahme.
Die zur Diagnose des Hirntodes führenden klinischen und apparativen ergänzenden Untersuchungsbefunde sowie alle Umstände, die auf ihre Ausprägung Einfluß nehmen können, müssen mit Datum und Uhrzeit sowie den Namen der untersuchenden Ärzte dokumentiert werden. Die Aufzeichnung der Befunde ist auf dem Protokollbogen (siehe Muster) vorzunehmen; dieser ist im Krankenblatt zu archivieren.
Auch der indirekte Nachweis des Hirntodes durch äußere sichere Todeszeichen muß von zwei Ärzten bestätigt werden. Diese Bestätigung (s. „Hinweise zu Organ und Gewebeentnahmen bei toten Spendern gemäß Transplantationsgesetz" ist zusammen mit der amtlichen Todesbescheinigung (Leichenschauschein) aufzubewahren.
Die Protokollierung über Ort, Zeit und Teilnehmer des zu führenden Gespräches mit den Angehörigen ist notwendig.

Richtlinien zur Feststellung des Hirntodes

Protokoll zur Feststellung des Hirntodes

Name_____ Vorname_____ geb.:_____ Alter:_____

Klinik:_____

Untersuchungsdatum:_____ Uhrzeit:_____ Protokollbogen-Nr.:_____

1. Voraussetzungen

1.1 Diagnose_____
Primäre Hirnschädigung:_____ supratentoriell_____ infratentoriell _____
Sekundäre Hirnschädigung:_____
Zeitpunkt des Unfalls/Krankheitsbeginns:_____

1.2 Folgende Feststellungen und Befunde bitte beantworten mit ja oder nein

Intoxikation	ausgeschlossen: _____
Relaxation	ausgeschlossen: _____
Primäre Hypothermie	ausgeschlossen: _____
Metabolisches oder endokrines Koma	ausgeschlossen: _____
Schock	ausgeschlossen: _____
Systolischer Blutdruck	_____ mmHg

2. Klinische Symptome des Ausfalls der Hirnfunktion

2.1 Koma_____

2.2 Pupillen   weit / mittelweit
             Lichtreflex beidseits   fehlt_____

2.3 Okulo-zephaler Reflex (Puppenkopf-Phänomen)
             beidseits   fehlt_____

2.4 Korneal-Reflex beidseits   fehlt_____

2.5 Trigeminus-Schmerz-Reaktion beidseits   fehlt_____

2.6 Pharyngeal-/Tracheal-Reflex   fehlt_____

2.7 Apnoe-Test bei art. $p_a CO_2$ _____ mmHg   erfüllt_____

3. Irreversibilitätsnachweis durch 3.1 oder 3.2

3.1 Beobachtungszeit:
Zum Zeitpunkt der hier protokollierten Untersuchungen bestehen die obengenannten Symptome seit ____ Std.
Weitere Beobachtung ist erforderlich   ja _____ nein_____
mindestens 12/24/72 Stunden

3.2. Ergänzende Untersuchungen:

3.2.1 Isoelektrisches (Null-Linien-) EEG,
30 Min. abgeleitet: ja   nein   Datum   Uhrzeit   Arzt

3.2.2 Frühe akustisch evozierte Hirnstamm-
potentiale Welle III-V beidseits erloschen   ja   nein   Datum   Uhrzeit   Arzt

Medianus-SEP beidseits erloschen   ja   nein   Datum   Uhrzeit   Arzt

3.2.3 Zerebraler Zirkulationsstillstand beidseits festgestellt durch:
Dopplersonographie:_____ Perfusionsszintigraphie:_____ Zerebrale Angiographie:_____

Datum_____ Uhrzeit_____ untersuchender Arzt_____

Abschließende Diagnose:
Aufgrund obiger Befunde, zusammen mit den Befunden der Protokollbögen Nr._____, wird
der Hirntod und somit der **Tod des Patienten** festgestellt am:_____ um_____ Uhr.

Untersuchender Arzt:_____ _____
                              Name   Unterschrift

Literatur

Auf die Literatur in den voraufgehenden Veröffentlichungen der Bundesärztekammer wird verwiesen.

1. Ad Hoc Committee of the Harvard Medical School to examine the definition of brain death: a definition of irreversible coma. JAMA 1968; 205: 337-340.
2. Ammar A, Awada A, al-Luwami I: Reversibility of severe brain stem dysfunction in children. Acta Neurochir Wien 1993; 124: 86-91.
3. Ashwal S, Schneider S: Brain death in the newborn. Pediatrics 1989; 84: 429-437.
4. Ashwal S: Brain death in early infancy. J. Heart Lung Transplant 1993; 12 (Suppl.): 176-178.
5. Berlit P, Wetzel E, Bethke U, PohlmannEden P: Hirnblutflußszintigraphie mit 99mTcHM-PAO zur Diagnose des Hirntodes. Wien med Wschr 1990; 140: 571-574.
6. Birnbacher D, Angstwurm H, Eigler FW, Wuermeling HB: Der vollständige und endgültige Ausfall der Hirntätigkeit als Todeszeichen des Menschen – Anthropologischer Hintergrund. Dt Ärztebl 1993; 90: A1-2926-2929 [Heft 44].
7. Böckle F: Ethische Probleme des Hirntodes. In: Gänshirt H, Berlit P, Haak G eds.: Kardiovaskuläre Erkrankungen und Nervensystem, Probleme des Hirntodes. Berlin, Heidelberg, New York, Tokyo: Springer, 1985; 565-569.
8. Brilli RJ, Bigos D: Altered apnoea threshold in a child with suspected brain death. J Child Neurol 1995; 10: 245-246.
9. Bundesärztekammer: Kriterien des Hirntodes. Dt Ärztebl 1991; 88: A-4396-4407 [Heft 49].
10. Bundesärztekammer/Wissenschaftlicher Beirat: Der endgültige Ausfall der gesamten Hirnfunktion („Hirntod") als sicheres Todeszeichen. Dt Ärztebl 1993; 90: A1- 2933-2935 [Heft 44].
11. Carr BC: The maternal-fetal-placental unit. In: Becker KL ed.: Principles and practice of endocrinology and metabolism. 2nd Ed. JB Lippincott Company, 1995; Chapter 106: 987-1000.
12. Challis JRG: Endocrinology of parturition. In: Becker KL ed.: Principles and practice of endocrinology and metabolism. 2nd Ed. JB Lippincott Company, 1995; Chapter 107: 1001-1005.
13. Chiu NC, Shen EY, Lee BS: Reversal of diastolic cerebral blood flow in infants without brain death. Pediatr Neurol. 1994; 11: 337-340.
14. Conci F, Procaccio F, Arosio M: Viscerosomatic and viscero-visceral reflexes in brain death. J Neurol Neurosurg Psychiat 1986; 49: 695-698.
15. Deutsche Gesellschaft für Chirurgie, Kommission für Reanimation und Organtransplantation: Todeszeichen und Todeszeitbestimmung. Chirurg 1968; 39: 196- 197.
16. Downman CBB, Mc Swiney BA: Reflexes elicited by visceral stimulation in the acute spinal animal. J Physiol 1946; 105: 80-94.
17. Farrell MM, Levin DL: Brain death in the pediatric patient: historical, sociological, medical, religious, cultural, legal, and ethical considerations. Crit Care Med 1993; 21: 951-965.
18. Feldges A, Mehdorn HM: Zum Einsatz der transkraniellen Dopplersonographie auf einer neurochirurgischen Intensivstation: Hirndruck, intrakranieller Zirkulationsstillstand. Wien med Wschr 1990; 140: 567-570.
19. Firsching R, Frowein RA, Wilhelms S, Buchholz F: Brain death. Practicability of evoked potentials. Neurosurg Rev 1992; 15: 249-254.
20. Fishman MA: Validity of brain death criteria in infants. Pediatrics 1995; 96: 513-515.
21. Frowein RA, Brock M, Klinger M eds.: Head injuries: prognosis, evoked potentials, microsurgery, brain death. In: Advances in Neurosurgery 17. Berlin, Heidelberg, New York, Tokyo: Springer, 1989.

22. Galaske RG, Schober O, Heyer R: Tc-99m-HM-PAO and I-123-amphetamine cerebral scintigraphy: a new non invasive method in determination of brain death in children. Eur J Nucl Med 1988; 14: 446-452.
23. Gramm HJ, Zimmermann J, Meinhold H et al.: Hemodynamic responses to noxious stimuli in brain-dead organ donors. Int Care Med 1992; 18: 493-495.
24. Grattan-Smith PJ, Butt W: Suppression of brainstream reflexes in barbiturate coma. Arch Dis Child 1993; 69: 151-152.
25. Haupt WF, Schober O, Angstwurm H, Kunze K: Die Feststellung des Todes durch den irreversiblen Ausfall des gesamten Gehirns – („Hirntod"). Dt Ärzte-bl 1993; 90: A1-3004-3008 [Heft 45].
26. Heinbecker P, White HL: Hypothalamicohypophysial system and its relation to water balance in the dog. Am J Physiol 1941; 133: 582-593.
27. Hohenegger M, Vermes M, Mauritz W et al.: Serum Vasopressin (AVP) levels in brain-dead organ donors. Europ Arch Psychiat Neurol Sci 1990; 239: 267-269.
28. Hollinshead WH: The interphase of diabetes insipidus. Mayo Clin Proc 1964; 39: 92-100.
29. Hummerich W: Die Vasopressinregulation. Stuttgart: Thieme, 1985.
30. Jalili M, Crade M, Davis AL: Carotid blood-flow velocity changes detected by Doppler ultrasound in determination of brain death in children. A preliminary report. Clin Pediatr Phila 1994; 33: 669-674.
31. Jørgensen EO: Spinal man after brain death: the unilateral extension-pronationreflex of the upper limb as an indication of brain death. Acta Neurochir 1973; 28: 259-273.
32. Kuwagata Y, Sugimoto H, Yoshoka T, Sugimoto T: Hemodynamic response with passive neck flexion in brain death. Neurosurg 1991; 29: 239-241.
33. Laszlo FA, de Wied D: Antidiuretic hormone content of the hypothalamo-neurohypophysial system and urinary excretion of antidiuretic hormone in rats during the development of diabetes insipidus after lesions in the pituitary stalk. J Endocrin 1966; 36: 125-137.
34. Lipsett MB, Mac Lean JP, West CD et al.: An analysis of the polyuria induced by hypophysectomy in man. J Clin Endocrin Metabol 1956; 16: 183-185.
35. Löfstedt S, v Reis G: Intracraniella laesioner med bilateral upphävd kontrastpassage i a carotis interna. Opuscula Medica 1956; 8: 199-202.
36. Lynch J, Eldadah MK: Brain-death criteria currently used by pediatric intensivists. Clin Pediatr Phila 1992; 31: 457-460.
37. Magoun HW, Fisher C, Ranson SW: The neurohypophysis and water exchange in the monkey. Endocrin 1939; 25: 161-174.
38. Medlock MD, Hanigan WC, Cruse RP: Dissociation of cerebral blood flow, glucose metabolism, and electrical activity in pediatric brain death. Case report. J Neurosurg 1993; 79: 752-755.
39. Mollaret P, Goulon M: Le coma dépassé. Rev Neurol 1959; 101: 5-15.
40. Mollaret P, Bertrand I, Mollaret H: Coma dépassé et nécroses nerveuses centrales massives. Rev Neurol 1959; 101: 116-139.
41. Molitch ME: Endocrine disease in pregnancy. In: Becker KL ed.: Principles and practice of endocrinology and metabolism. 2nd Ed. JB Lippincott Company, 1995; Chapter 108: 1005-1019.
42. Mudd RH, Dodge jr HW, Clark EC, Randall RL: Experimental diabetes insipidus. A study of the normal interphase. Proc Staff Meet Mayo Clin 1957; 32: 99-108.
43. O'Connor WJ: The normal interphase in the polyuria which follows section of the supraopticohypophysial tracts in the dog. Quart J Exper Physiol 1952; 37: 1-7.
44. Okamoto K, Sugimoto T: Return of spontaneous respiration in an infant who fullfilled current criteria to determine brain death. Pediatrics 1995; 96: 518-520.

45. Petty GW, Mohr JP, Pedley TA et al.: The role of transcranial Doppler in confirming brain death: sensitivity, specificity and suggestions for performance and interpretation. Neurology 1990; 40: 300-303.
46. Pickford M, Ritchie AE: Experiments on the hypothalamic pituitary control of water excretion in dogs. J Physiol 1945; 104: 105-128.
47. Ragosta K: Miller Fisher syndrome, a brainstem encephalitis, mimics brain death. Clin Pediatr Phila 1993; 32: 685-687.
48. Randall RV, Clark EC, Dodge jr HW, Love JG: Polyuria after operation for tumors in the region of the hypophysis and hypothalamus. J Clin Endocrin Metabol 1960; 20: 1614-1621.
49. Rasmussen AT: Effects of hypophysectomy and hypophysial stalk resection on the hypothalamic nuclei of animals and man. A Res Nerv Ment Dis 1940; 20: 245-269.
50. Report of the quality standards subcommittee of the American Academy of Neurology: practice parameters for determining brain death in adults. Neurology 1995; 45: 1012-1014.
51. Ropper AH: Unusual spontaneous movements in brain dead patient. Neurology 1984; 34: 1089-1092.
52. Sanker P, Roth B, Frowein RA, Firsching R: Cerebral reperfusion in brain death of a newborn. Case report. Neurosurg Rev 1992; 15: 315-317.
53. Schlake HP, Böttger IG, Grotemeyer KH, Husstedt IW, Brandau W, Schober O: Determination of cerebral perfusion by means of planar brain scintigraphy and 99mTc-HMPAO in brain death, persistent vegetative state and severe coma. Intens Care Med 1992; 18: 76-81.
54. Schmitt B, Simma B, Burger R, Dumermuth G: Resuscitation after severe hypoxia in a young child: temporary isoelectric EEG and loss of BAEP components. Intens Care Med 1993; 19: 420-422.
55. Schober O, Galaske RG, Heyer R: Determination of brain death with 123IMP and 99mTc-HMPAO. Neurosurg Rev 1987; 10: 19-22.
56. Schober O, Galaske RG, Heyer R: Uptake of I-123-IMP and Tc-99m-HMPAO in brain death. Nuklearmedizin 1988; 27: 111-113.
57. Silver JR: Vascular reflexes in spine shock. Paraplegia 1970; 8: 231-242.
58. Stöhr M, Riffel B, Pfadenhauer K: Neurophysiologische Untersuchungsmethoden in der Intensivmedizin. Berlin, Heidelberg, New York, Tokyo: Springer, 1990.
59. Task force for the determination of brain death in children: guidelines for the determination of brain death in children. Neurology 1987; 37: 1077-1078.
60. Ulsenheimer K: Organspende von nicht überlebensfähigen Neugeborenen – aus juristischer Sicht. Dt Ärztebl 1993; 90: A1-3156-3158 [Heft 47].
61. Weltärztebund: Deklaration von Sydney: Definition des Todes. Verabschiedet von der 22. Generalversammlung in Sydney, August 1968, überarbeitet von der 35. Generalversammlung in Venedig, Oktober 1983.
62. Wetzel RC, Setzer N, Stiff JL, Rogers MC: Hemodynamic responses in brain dead organ donor patients. Anest Analg 1985; 64: 125-128.
63. Wijdicks EFM: Determining brain death in adults. Neurology 1995; 45: 1003-1011.

Mitglieder des Arbeitskreises

Prof. Dr. med. Heinz Angstwurm, Leiter des Neurologischen Konsiliardienstes der Innenstadt-Kliniken der Ludwig-Maximilians-Universität München

Prof. Dr. med. Klaus-Ditmar Bachmann, Vorsitzender des Wissenschaftlichen Beirates der Bundesärztekammer, emer. Direktor der Kinderklinik der Westfälischen Wilhelms-Universität Münster

Prof. Dr. med. Roland Besser, Direktor der Neurologischen Klinik, Städtische Krankenanstalten Krefeld

Prof. Dr. phil. Dieter Birnbacher, Lehrstuhl Philosophie, Philosophisches Institut der Heinrich-Heine-Universität Düsseldorf

Prof. Dr. med. Wolfgang J. Bock (federführend), Direktor der Neurochirurgischen Klinik der Heinrich-Heine-Universität Düsseldorf

Prof. Dr. med. Friedrich-Wilhelm Eigler, Chirurgische Klinik und Poliklinik, Direktor der Abt. Allgemeine Chirurgie der Universität-GH Essen

Prof. Dr. med. Reinhold A. Frowein, emer. Direktor der Neurochirurgischen Klinik der Universität zu Köln

Prof. Dr. med. Gerhard Jorch, Oberarzt, Klinik und Poliklinik für Kinderheilkunde der Westfälischen Wilhelms-Universität Münster

Prof. Dr. theol. Johannes Reiter, Seminar für Moraltheologie und Sozialethik der Johannes-Gutenberg-Universität Mainz

Prof. Dr. med. Dr. rer. nat. Otmar Schober, Direktor der Klinik und Poliklinik für Nuklearmedizin der Westfälischen Wilhelms-Universität Münster

Prof. Dr. jur. Dr. h.c. Hans-Ludwig Schreiber, Präsident der Georg-August-Universität Göttingen

Prof. Dr. med. Jürgen Schüttler, Vorstand des Instituts für Anästhesiologie der Friedrich-Alexander-Universität Erlangen

Prof. Dr. med. Hans-B. Wuermeling, emer. Direktor des Instituts für Rechtsmedizin der Friedrich-Alexander-Universität Erlangen

Beratend mitgewirkt

Prof. Dr. med. Klaus van Ackern, Direktor des Instituts für Anästhesiologie und operative Intensivmedizin der Fakultät für Klinische Medizin Mannheim der Universität Heidelberg

Prof. Dr. med. Klaus Felgenhauer, 1. Vorsitzender der Deutschen Gesellschaft für Neurologie e.V., Direktor der Abteilung Neurologie der Georg-August-Universität Göttingen

Prof. Dr. med. Raimond Firsching, Direktor der Klinik für Neurochirurgie der Otto-von-Guericke-Universität Magdeburg

Prof. Dr. med. Walter Haupt, Oberarzt, Neurologische Klinik der Universität zu Köln

Prof. Dr. med. Walter Huk, Leiter der Abteilung für Neuroradiologie der Neurochirurgischen Klinik, Friedrich-Alexander-Universität Erlangen-Nürnberg

Prof. Dr. med. Wolfgang Kübler, Medizinische Univ.-Klinik und Poliklinik, Ärztlicher Direktor der Abteilung Innere Medizin III der Ruprecht-Karls-Universität Heidelberg

Prof. Dr. med. Hans-Gerd Lenard, Direktor der Klinik für allgemeine Pädiatrie der Heinrich-Heine-Universität Düsseldorf

Prof. Dr. rer. nat. Manfred R. Möller, Institut für Rechtsmedizin der Universität des Saarlandes

Prof. Dr. med. Jürgen Schrader, Geschäftsf. Direktor des Instituts für Herz- und Kreislaufphysiologie der Heinrich-Heine-Universität Düsseldorf

Prof. Dr. med. Manfred Stöhr, Ärztlicher Leiter der Neurologischen Klinik des Zentralklinikums Augsburg

Prof. Dr. med. Jürgen Wawersik, Direktor der Klinik für Anästhesiologie und operative Intensivmedizin der Christian-Albrechts-Universität zu Kiel

RA Ulrike Wollersheim, Rechtsabteilung der Bundesärztekammer, Köln

Hinweise zu Organ- und Gewebeentnahmen bei toten Spendern gemäß Transplantationsgesetz

Das Transplantationsgesetz macht in § 3 Abs. 1 Nr. 2 die Todesfeststellung, in § 3 Abs. 2 Nr. 2 die Hirntodfeststellung zur unerläßlichen Voraussetzung jeder Organund Gewebeentnahme bei toten Spendern.

Die Todesfeststellung muß nach „Regeln", die Hirntodfeststellung nach „Verfahrensregeln" erfolgen, „die dem Stand der Erkenntnisse der medizinischen Wissenschaft entsprechen".

Die Forderung an die Todesfeststellung wird sowohl durch den Nachweis des Hirntodes, des inneren sicheren Todeszeichens, als auch durch den Nachweis äußerer sicherer Todeszeichen erfüllt, wobei die Hirntodfeststellung gemäß den „Richtlinien zur Feststellung des Hirntodes" des Wissenschaftlichen Beirates der Bundesärztekammer erfolgen muß (§ 16 Abs. 1 Nr. 1, Transplantationsgesetz).

Wenn der Tod durch den Nachweis des Hirntodes festgestellt wurde, erfüllt die vorgeschriebene Protokollierung die beiden Bestimmungen gemäß § 3 Abs. 1 Nr. 2 und § 3 Abs. 2 Nr. 2 des Transplantationsgesetzes. Unabhängig davon muß die amtliche Todesbescheinigung (Leichenschauschein) zusätzlich ausgestellt werden.

Wenn der Tod durch äußere sichere Todeszeichen festgestellt wurde, ist damit auch der Hirntod nachgewiesen. Gleichwohl muß infolge von § 3 Abs. 2 Nr. 2 in Verbindung mit § 5 Abs. 1 des Transplantationsgesetzes auch der indirekt nachgewiesene Hirntod von 2 Ärzten bestätigt werden, wenn Organe und Gewebe zur Transplantation entnommen werden sollen. Die Bestätigung (s. Muster) ist entsprechend der allgemeinen Aufbewahrungspflicht nach § 10 (Muster-)Berufsordnung 1997 zu archivieren und ersetzt nicht die amtliche Todesbescheinigung.

Alle Vorschriften des Transplantationsgesetzes über die Entnahme von Organen und Geweben bei toten Spendern einschließlich der Vorschriften über die Information oder die Befragung der Angehörigen und einschließlich der Dokumentationspflichten gelten unabhängig von Ort und Zeit des ärztlichen Eingriffs nach der Todesfeststellung und damit bei spielsweise auch für die Hornhautentnahme in Instituten der Rechtsmedizin, der Pathologie oder in anderen Einrichtungen.

BESTÄTIGUNG

Bei Frau/Herrn ....geb. ....
habe ich am .... um ....Uhr als äußeres sicheres Todeszeichen
....
festgestellt.
Damit ist der Tod und auch der endgültige, nicht behebbare Ausfall der Gesamtfunktion des Gehirns nachgewiesen.

....
Ort   Datum

Untersuchender Arzt: ....
                         Name   Unterschrift

Korrespondenzanschrift

Wissenschaftlicher Beirat der Bundesärztekammer
Herbert-Lewin-Straße 1, 50931 Köln

Richtlinien zur Feststellung des Hirntodes

Anhang 3

Die Textbausteine für eine schriftliche Patientenverfügung

(Beispiel nach: Broschüre Patientenverfügung des Bundesministeriums der Justiz, http://www.bmj.de/SharedDocs/Downloads/DE/broschueren_fuer_warenkorb/DE/Patientenverfuegung.pdf?__blob=publicationFile)

1.1 Eingangsformel

Ich ... (Name, Vorname, geboren am, wohnhaft in) bestimme hiermit für den Fall, dass ich meinen Willen nicht mehr bilden oder verständlich äußern kann ... .

1.2 Exemplarische Situationen, für die die Verfügung gelten soll

Wenn

- ich mich aller Wahrscheinlichkeit nach unabwendbar im unmittelbaren Sterbeprozess befinde ...
- ich mich im Endstadium einer unheilbaren, tödlich verlaufenden Krankheit befinde, selbst wenn der Todeszeitpunkt noch nicht absehbar ist ...
- infolge einer Gehirnschädigung meine Fähigkeit, Einsichten zu gewinnen, Entscheidungen zu treffen und mit anderen Menschen in Kontakt zu treten, nach Einschätzung zweier erfahrener Ärztinnen oder Ärzte (können namentlich benannt werden) aller Wahrscheinlichkeit nach unwiederbringlich erloschen ist, selbst wenn der Todeszeitpunkt noch nicht absehbar ist. Dies gilt für direkte Gehirnbeschädigung z.B. durch Unfall, Schlaganfall oder Entzündung ebenso wie für indirekte Gehirnschädigung z.B. nach Wiederbelebung, Schock oder Lungenversagen. Es ist mir bewusst, dass in solchen Situationen die Fähigkeit zu Empfindungen erhalten sein

Textbausteine für eine schriftliche Patientenverfügung

- kann und dass ein Aufwachen aus diesem Zustand nicht ganz sicher auszuschließen, aber unwahrscheinlich ist.
- ich infolge eines weit fortgeschrittenen Hirnabbauprozesses (z.B. bei Demenzerkrankung) auch mit ausdauernder Hilfestellung nicht mehr in der Lage bin, Nahrung und Flüssigkeit auf natürliche Weise zu mir zu nehmen.
- Eigene Beschreibung der Anwendungssituation: _____

_____

_____

(Anmerkung: Es sollten nur Situationen beschrieben werden, die mit einer Einwilligungsunfähigkeit einhergehen können.)

1.3 Festlegungen zu Einleitung, Umfang oder Beendigung bestimmter ärztlicher Maßnahmen

1.3.1 Lebenserhaltende Maßnahmen

In den oben beschriebenen Situationen wünsche ich,

- dass alles medizinisch Mögliche getan wird, um mich am Leben zu erhalten und meine Beschwerden zu lindern.
- auch fremde Gewebe und Organe zu erhalten, wenn dadurch mein Leben verlängert werden könnte.

oder

- dass alle lebenserhaltenden Maßnahmen unterlassen werden. Hunger und Durst sollen auf natürliche Weise gestillt werden, gegebenenfalls mit Hilfe bei der Nahrungs- und Flüssigkeitsaufnahme. Ich wünsche fachgerechte Pflege von Mund und Schleimhäuten sowie menschenwürdige Unterbringung, Zuwendung, Körperpflege und das Lindern von Schmerzen, Atemnot, Übelkeit, Angst, Unruhe und anderer belastender Symptome.

1.3.2 Schmerz und Symptombehandlung

In den oben beschriebenen Situationen wünsche ich eine fachgerechte Schmerz- und Symptombehandlung,
- aber keine bewusstseinsdämpfenden Mittel zur Schmerz- und Symptombehandlung.

oder

- wenn alle sonstigen medizinischen Möglichkeiten zur Schmerz- und Symptomkontrolle versagen, auch bewusstseinsdämpfende Mittel zur Beschwerdelinderung.
- die unwahrscheinliche Möglichkeit einer ungewollten Verkürzung meiner Lebenszeit durch schmerz- und symptomlindernde Maßnahmen nehme ich in Kauf.

1.3.3 Künstliche Ernährung

In den oben beschriebenen Situationen wünsche ich,
- dass eine künstliche Ernährung begonnen oder weitergeführt wird.

oder

- dass keine künstliche Ernährung unabhängig von der Form der künstlichen Zuführung der Nahrung (z.B. Magensonde durch Mund, Nase oder Bauchdecke, venöse Zugänge) erfolgt.

1.3.4 Künstliche Flüssigkeitszufuhr

In den oben beschriebenen Situationen wünsche ich
- eine künstliche Flüssigkeitszufuhr.

oder

- die Reduzierung künstlicher Flüssigkeitszufuhr nach ärztlichem Ermessen.

oder

- die Unterlassung jeglicher künstlichen Flüssigkeitszufuhr.

1.3.5 Wiederbelebung

A. In den oben beschriebenen Situationen wünsche ich
- in jedem Fall Versuche der Wiederbelebung.

oder
- die Unterlassung von Versuchen zur Wiederbelebung.
- dass eine Notärztin oder ein Notarzt nicht verständigt wird bzw. im Fall einer Hinzuziehung unverzüglich über meine Ablehnung von Wiederbelebungsmaßnahmen informier wird.

B. Nicht nur in den oben beschriebenen Situationen, sondern in allen Fällen eines Kreislaufstillstands oder Atemversagens
- lehne ich Wiederbelebungsmaßnahmen ab.

oder
- lehne ich Wiederbelebungsmaßnahmen ab, sofern diese Situationen nicht im Rahmen ärztlichen Maßnahmen unerwartet eintreten.

1.3.6 Künstliche Beatmung

In den oben beschriebenen Situationen wünsche ich
- eine künstliche Beatmung, falls dies mein Leben verlängern kann.

oder
- dass keine künstliche Beatmung durchgeführt bzw. eine schon eingeleitete Beatmung eingestellt wird, unter der Voraussetzung, dass ich Medikamente zur Linderung der Luftnot erhalte. Die Möglichkeit einer Bewusstseinsdämpfung oder einer ungewollten Verkürzung meiner Lebenszeit durch diese Medikamente nehme ich in Kauf.

1.3.7 Dialyse

In den oben beschriebenen Situationen wünsche ich
- eine künstliche Blutwäsche (Dialyse), falls dies mein Leben verlängern kann.

oder

- dass keine Dialyse durchgeführt bzw. eine schon eingeleitete Dialyse eingestellt wird.

1.3.8 Antibiotika

In den oben beschriebenen Situationen wünsche ich

- Antibiotika, falls dies mein Leben verlängern kann.

oder

- Antibiotika nur zur Linderung meiner Beschwerden.

1.3.9 Blut/Blutbestandteile

In den oben beschriebenen Situationen wünsche ich

- die Gabe von Blut oder Blutbestandteilen, falls dies mein Leben verlängern kann.

oder

- die Gabe von Blut oder Blutbestandteilen nur zur Linderung meiner Beschwerden.

1.4 Ort der Behandlung, Beistand

Ich möchte

- zum Sterben ins Krankenhaus verlegt werden.

oder

- wenn irgend möglich zu Hause bzw. in vertrauter Umgebung sterben.

oder

- wenn möglich in einem Hospiz sterben.

Textbausteine für eine schriftliche Patientenverfügung

Ich möchte

- Beistand durch folgende Personen: _____
  _____

- Beistand durch eine Vertreterin oder einen Vertreter folgender Kirche oder Weltanschauungsgemeinschaft: _____
  _____

- hospizlichen Beistand.

1.5 Aussagen zur Verbindlichkeit, zur Auslegung und Durchsetzung und zum Widerruf der Patientenverfügung

- Der in meiner Patientenverfügung geäußerte Wille zu bestimmten ärztlichen und pflegerischen Maßnahmen soll von den behandelnden Ärztinnen und Ärzten und dem Behandlungsteam befolgt werden. Mein(e) Vertreter(in) z.B. Bevollmächtigte(r)/Betreuer(in) soll dafür Sorge tragen, dass mein Patientenwille durchgesetzt wird.
- Sollte eine Ärztin oder ein Arzt oder das Behandlungsteam nicht bereit sein, meinen in dieser Patientenverfügung geäußerten Willen zu befolgen, erwarte ich, dass für eine anderweitige medizinische und/oder pflegerische Behandlung gesorgt wird. Von meiner Vertreterin/meinem Vertreter (z.B. Bevollmächtigte(r)/Betreuer(in)) erwarte ich, dass sie/er die weitere Behandlung so organisiert, dass meinem Willen entsprochen wird.
- In Lebens- und Behandlungssituationen, die in dieser Patientenverfügung nicht konkret geregelt sind, ist mein mutmaßlicher Wille möglichst im Konsens aller Beteiligten zu ermitteln. Dafür soll diese Patientenverfügung als Richtschnur maßgeblich sein. Bei unterschiedlichen Meinungen über anzuwendende oder zu unterlassende ärztliche/pflegerische Maßnahmen soll der Auffassung folgender Person besondere Bedeutung zukommen:

Textbausteine für eine schriftliche Patientenverfügung

(Alternativen)
- meiner/meinem Bevollmächtigten.
- meiner Betreuerin/meinem Betreuer.
- der behandelnden Ärztin oder dem behandelnden Arzt.
- andere Personen: ...
- Wenn ich eine Patientenverfügung nicht widerrufen habe, wünsche ich nicht, dass mir in der konkreten Anwendungssituation eine Änderung meines Willens unterstellt wird. Wenn aber die behandelnden Ärztinnen und Ärzte/das Behandlungsteam/meine(e) Bevollmächtigte(r)/(Betreuer(in) aufgrund meiner Gesten, Blicke oder anderen Äußerungen die Auffassung vertreten, dass ich entgegen den Festlegungen in meiner Patientenverfügung doch behandelt oder nicht behandelt werden möchte, dann ist möglichst im Konsens aller Beteiligten zu ermitteln, ob die Festlegungen in meiner Patientenverfügung noch meinem aktuellen Willen entsprechen. Bei unterschiedlichen Meinungen soll in diesen Fällen der Auffassung folgender Person besondere Bedeutung zukommen:

(Alternativen)
- meiner/meinem Bevollmächtigten.
- meiner Betreuerin/meinem Betreuer.
- der behandelnden Ärztin oder dem behandelnden Arzt.
- andere Person: ...

1.6 Hinweise auf weitere Vorsorgeverfügungen

- Ich habe zusätzlich zur Patientenverfügung eine Vorsorgevollmacht für Gesundheitsangelegenheiten erteilt und den Inhalt dieser Patientenverfügung mit der von mir bevollmächtigten Person besprochen:

(Bevollmächtigte(r))

Name: _____

Anschrift: _____

Telefon: _____ Telefax: _____

Textbausteine für eine schriftliche Patientenverfügung

Ich habe eine Betreuungsverfügung zur Auswahl der Betreuerin oder des Betreuers erstellt (ggf.: und den Inhalt dieser Patientenverfügung mit der/dem von mir gewünschten Betreuerin/Betreuer besprochen).

Gewünschte(r) Betreuerin/Betreuer

Name: _____

Anschrift: _____

Telefon: _____ Telefax: _____

1.7 Hinweis auf beigefügte Erläuterungen zur Patientenverfügung

Als Interpretationshilfe zu meiner Patientenverfügung habe ich beigelegt:
- Darstellung meiner allgemeinen Wertvorstellungen.
- Sonstige Unterlagen, die ich für wichtig erachte:

1.8 Organspende

- Ich stimme einer Entnahme meiner Organe nach meinem Tod zu Transplantationszwecken zu (ggf.: Ich habe einen Organspendeausweis ausgefüllt). Komme ich nach ärztlicher Beurteilung bei einem sich abzeichnenden Hirntod als Organspender in Betracht und müssen dafür ärztliche Maßnahmen durchgeführt werden, die ich in meiner Patientenverfügung ausgeschlossen habe, dann

(Alternativen)
- geht die von mir erklärte Bereitschaft zur Organspende vor.
- gehen die Bestimmungen in meiner Patientenverfügung vor.

oder
- Ich lehne eine Entnahme meiner Organe nach meinem Tod zu Transplantationszwecken ab.

1.9 Schlussformel

- Soweit ich bestimmte Behandlungen wünsche oder ablehne, verzichte ich ausdrücklich auf eine (weitere) ärztliche Aufklärung.

1.10 Schlussbemerkungen

- Mir ist die Möglichkeit der Änderung und des Widerrufs einer Patientenverfügung bekannt.
- Ich bin mir des Inhalts und der Konsequenzen meiner darin getroffenen Entscheidungen bewusst.
- Ich habe die Patientenverfügung in eigener Verantwortung und ohne äußeren Druck erstellt.
- Ich bin im Vollbesitz meiner geistigen Kräfte.

1.11 Information/Beratung

- Ich habe mich vor der Erstellung dieser Patientenverfügung informiert bei/durch _____

und beraten lassen durch _____

1.12 Ärztliche Aufklärung/Bestätigung der Einwilligungsfähigkeit

Herr/Frau _____

wurde von mir am _____

bezüglich der möglichen Folgen dieser Patientenverfügung aufgeklärt.

Er/Sie war in vollem Umfang einwilligungsfähig.

Datum _____

Unterschrift, Stempel der Ärztin/des Arztes _____

Textbausteine für eine schriftliche Patientenverfügung

- Die Einwilligungsfähigkeit kann auch durch eine Notarin oder einen Notar bestätigt werden.

1.13 Aktualisierung

- Diese Patientenverfügung gilt solange, bis ich sie widerrufe.

oder

- Diese Patientenverfügung soll nach Ablauf von (Zeitangabe) ihre Gültigkeit verlieren, es sei denn, dass ich sie durch meine Unterschrift erneut bekräftige.
- Um meinen in der Patientenverfügung niedergelegten Willen zu bekräftigen, bestätige ich diesen nachstehend:

(Alternativen)

- in vollem Umfang.
- mit folgenden Änderungen: _____
_____
_____

Datum _____

Unterschrift _____

Anhang 4

Betreuungsverfügung

Für den Fall, dass eine gerichtliche Betreuung notwendig werden sollte, wünsche ich, _____, geb. am _____ in_____, _____ (Adresse), dass_____, geb. am_____, _____ (Adresse und Telefonnummer) zum Betreuer bestellt wird.

Sollte der von mir gewünschte Betreuer verhindert oder zu einer Betreuung nicht in der Lage sein, dann möchte ich, _____ (Name, Geburtsdatum, Adresse, Telefonnummer) zum Betreuer bestellt wird.

Sollten die beiden vorgenannten gewünschten Personen verhindert sein oder zu einer Betreuung nicht in der Lage sein, dann wünsche ich ausdrücklich, dass _____ (Name, Geburtsdatum, Adresse, Telefonnummer), zum Betreuer bestellt wird.

Der Betreuer soll vor allem meine Wünsche und Vorstellungen, die ich in meiner Patientenverfügung niedergelegt habe, beachten. Für den Betreuer gelten sinngemäß meine Wünsche, die ich in meiner Vorsorgevollmacht aufgeschrieben habe.

Ein Original dieser Verfügung habe ich in_____, bei _____ hinterlegt. Ebenso haben _____ jeweils eine Kopie der Betreuungsverfügung erhalten.

_____, den _____

_____

Betreuungsverfügung

Ich, _____, kenne den Inhalt dieser Verfügung und bin bereit, die Betreuung anzunehmen.

_____, den _____

_____

Ich, _____, kenne den Inhalt dieser Verfügung und bin bereit, die Betreuung anzunehmen.

_____, den _____

_____

Ich, _____, kenne den Inhalt dieser Verfügung und bin bereit, die Betreuung anzunehmen.

_____, den _____

_____

Ich, _____ (Name, Adresse evtl. des Arztes Telefonnummer) bestätige, dass _____ diese Verfügung heute in meiner Gegenwart eigenhändig unterschrieben hat und ich keinen Zweifel daran habe, dass sie selbstbestimmt mit eigenem Willen die bezeichneten Entscheidungen getroffen hat.

_____, den _____

_____

Anhang 5

Vorsorgevollmacht

(Auch hier sind die Wünsche dem jeweiligen Verfügenden anzupassen)

Sollte ich, _____, Adresse einfügen, geb. am _____ in _____ , aufgrund körperlicher oder geistiger Leiden zeitweise oder dauerhaft nicht mehr in der Lage sein, meine Angelegenheiten selbst zu regeln, bevollmächtige ich _____ (Name, Geburtsdatum, Adresse und Telefonnummer) mich in dem im Folgenden genannten Umfang zu vertreten.

Sollte _____ aufgrund körperlicher oder geistiger Leiden zeitweise oder dauerhaft nicht mehr in der Lage sein, mich zu vertreten, so bestimme ich _____ (Name, Geburtsdatum, Adresse, Telefonnummer) mich in dem nachgenannten Umfang zu vertreten.

Sollte auch _____ aufgrund körperlicher oder geistiger Leiden zeitweise oder dauerhaft nicht mehr in der Lage sein, mich zu vertreten, so bestimme ich _____ (Name, Geburtsdatum, Adresse, Telefonnummer), mich in dem nachgenannten Umfang zu vertreten:

Die oder der jeweilige Bevollmächtigte verpflichtet sich mir gegenüber, bei der Nutzung dieser Vollmacht in meinem Interesse und zu meinem Wohlergehen zu verfahren. Die oder der Bevollmächtigte soll erst dann Gebrauch davon machen, wenn ich zeitweise oder dauerhaft meine Angelegenheiten nicht mehr regeln kann und nach ärztlicher Feststellung nicht mehr in der Lage bin, einen eigenen Willen zu bilden und Entscheidungen selbst zu treffen.

Den Eintritt meiner Entscheidungsunfähigkeit soll _____ (Hausarzt) feststellen und schriftlich bestätigen. Sollte _____ dazu nicht mehr in der Lage sein, so soll die entsprechende Feststellung von einem von der Bayerischen Landesärztekammer bestellten Arzt getroffen werden.

Diese Vollmacht gilt auch für alle Angelegenheiten der medizinischen Versorgung und Behandlung. Gegenüber meinen behandelnden Ärzten soll mein/e Bevollmächtigte/r mich in allen notwendigen Entscheidungen vertreten, soweit dies gesetzlich möglich ist. Ich entbinde meine behandelnden Ärzte zu

Vorsorgevollmacht

diesem Zweck von ihrer Schweigepflicht gegenüber meiner oder meinem Bevollmächtigten.

Die oder der Bevollmächtigte soll vor allem die Vorstellungen, die ich in meiner Patientenverfügung beschrieben habe, berücksichtigen.

Diese Vollmacht soll eine Betreuung gemäß Betreuungsgesetz überflüssig machen.

Die Vollmacht bleibt auch nach meinem Tod so lange in Kraft, bis meinen Erben ein Erbschein erteilt wurde.

Mein/e Bevollmächtigte/r soll die Ausgestaltung meiner Beerdigungszeremonie und die Einzelheiten meiner Bestattung übernehmen.

Die eventuelle Unwirksamkeit einzelner Verfügungen in dieser Vollmacht soll die Wirksamkeit der anderen Verfügungen nicht berühren.

Die oder der jeweilige Bevollmächtigte hat das Recht, Untervollmachten an einen Dritten zu erteilen.

Die oder der Bevollmächtigte ist berechtigt, mich in allen persönlichen Angelegenheiten sowie Vermögens-, Steuer-, Renten-, Sozial- und sonstigen Rechtsangelegenheiten, soweit dies gesetzlich zulässig ist, außergerichtlich und gerichtlich zu vertreten, und zwar insbesondere in folgenden Bereichen:

Die Vertretung in vermögensrechtlichen Angelegenheiten umfasst u.a. die Vertretung gegenüber Behörden, Versicherungen und meiner Krankenkasse, sowie die Erledigung der Bankgeschäfte.

Mitarbeiter von Behörden, Banken, Versicherungen und meiner Krankenkasse sind meiner oder meinem Bevollmächtigten gegenüber von ihrer Schweigepflicht befreit.

Die oder der Bevollmächtigte verpflichtet sich, erst bei in Kraft treten der Vorsorgevollmacht von seiner Bankvollmacht Gebrauch zu machen.

Die oder der Bevollmächtigte ist ermächtigt, Verträge aller Art in meinem Namen abzuschließen oder aufzulösen.

Ich möchte, dass mein Vermögen für die bestmögliche Pflege meiner Person verwendet wird. Zur finanziellen Sicherstellung meiner Pflege darf die oder der Bevollmächtigte auch meine Geldanlagen verbrauchen oder Vermögenswerte verkaufen.

Vorsorgevollmacht

Die oder der Bevollmächtigte ist berechtigt, meine Post entgegenzunehmen und zu öffnen.

Die Vertretung in persönlichen Angelegenheiten umfasst auch die Aufenthaltsbestimmung.

Sollte ich so stark pflegebedürftig oder geistig verwirrt sein, dass eine ambulante Versorgung meinen Angehörigen/Freunden nicht zuzumuten ist, möchte ich in ein Pflegeheim meiner noch zu treffenden Wahl einziehen.

Wenn ich in ein Pflegeheim umziehen muss, möchte ich meine Wohnung zunächst behalten. Wenn nach einem halben Jahr Aufenthalt in einem Pflegeheim absehbar ist, dass ich nicht mehr selbständig in meine Wohnung zurückziehen kann, darf mein/e Bevollmächtigte/r den Mietvertrag kündigen.

Ich möchte, dass meine Möbel mindestens für ein Jahr nach dem Einzug in das Heim eingelagert und nicht verwertet werden.

Nach Ablauf dieser Zeit dürfen meine Möbel verkauft oder entsorgt werden. Im letzteren Fall haben meine Angehörigen ein Recht darauf, sich von meinen Möbeln das zu nehmen, was sie möchten.

Darüber hinaus berechtige ich meine/n Bevollmächtigte/n zur Einwilligung in alle zwingend erforderlichen ärztlichen Untersuchungen, Heilbehandlungen und Eingriffe bei mir, auch wenn die begründete Gefahr besteht, dass ich aufgrund der Maßnahme sterbe oder einen schweren oder längerandauernden gesundheitlichen Schaden erleide (§ 1904 BGB).

Sollte ich aufgrund krankheitsbedingter psychischer Veränderungen so stark in meiner Wahrnehmung getrübt sein, dass ich zur Gefahr für mich oder andere werde, umfasst die Bevollmächtigung auch die Einwilligung in eine evtl. für mich aus ärztlicher Sicht zwingend erforderliche und mit Freiheitsentziehung verbundene Unterbringung in einem Heim oder in einer anderen Einrichtung.

Kopien dieser Vorsorgevollmacht habe ich hinterlegt bei _____ (Name und Adresse).

_____, den _____

Vorsorgevollmacht

Ich, _____, kenne den Inhalt dieser Verfügung und bin bereit, die Bevollmächtigung anzunehmen.

_____, den _____

_____

Ich, _____, kenne den Inhalt dieser Verfügung und bin bereit, die Bevollmächtigung anzunehmen.

_____, den _____

_____

Vorsorgevollmacht

Ich, _____, kenne den Inhalt dieser Verfügung und bin bereit, die Bevollmächtigung anzunehmen.

_____, den _____

_____

Ich, _____ bestätige, dass _____ diese Verfügung heute in meiner Gegenwart eigenhändig unterschrieben hat und ich keinen Zweifel daran habe, dass sie selbstbestimmt mit eigenem Willen die bezeichneten Entscheidungen getroffen hat.

_____, den _____

_____

Vorsorgevollmacht

Anhang 6

Gesetz zur Verbesserung der Rechte von Patientinnen und Patienten

§ 630a
Vertragstypische Pflichten beim Behandlungsvertrag

(1) Durch den Behandlungsvertrag wird derjenige, welcher die medizinische Behandlung eines Patienten zusagt (Behandelnder), zur Leistung der versprochenen Behandlungen, der andere Teil (Patient) zur Gewährung der vereinbarten Vergütung verpflichtet, soweit nicht ein Dritter zur Zahlung verpflichtet ist.

(2) Die Behandlung hat nach den zum Zeitpunkt der Behandlung bestehenden, allgemein anerkannten fachlichen Standards zu erfolgen, soweit nicht etwas anderes vereinbart ist.

§ 630c
Mitwirkung der Vertragsparteien; Informationspflichten

(1) Behandelnder und Patient sollen zur Durchführung der Behandlung zusammenwirken.

(2) Der Behandelnde ist verpflichtet, dem Patienten in verständlicher Weise zu Beginn der Behandlung und, soweit erforderlich, in deren Verlauf sämtliche für die Behandlung wesentlichen Umstände zu erläutern, insbesondere die Diagnose, die voraussichtliche gesundheitliche Entwicklung, die Therapie und die zu und nach der Therapie zu ergreifenden Maßnahmen. Sind für den Behandelnden Umstände erkennbar, die die Annahme eines Behandlungsfehlers begründen, hat er den Patienten darüber auf Nachfrage oder zur Abwendung gesundheitlicher Gefahren zu informieren. Erfolgt die Information nach Satz 2 durch denjenigen, dem der Behandlungsfehler unterlaufen ist, darf sie zu Beweiszwecken in einem gegen ihn geführten Strafverfahren oder in einem Verfahren nach dem Gesetz über Ordnungswidrigkeiten nur mit seiner Zustimmung verwendet werden.

(3) Weiß der Behandelnde, dass eine vollständige Übernahme der Behandlungskosten durch einen Dritten nicht gesichert ist, oder ergeben sich nach den Umständen hierfür hinreichende Anhaltspunkte, muss er den Patienten vor Beginn der Behandlung über die voraussichtlichen Kosten der Behandlung in Textform informieren. Weitergehende Formanforderungen aus anderen Vorschriften bleiben unberührt.
(4) Der Information des Patienten bedarf es nicht, soweit diese ausnahmsweise auf Grund besonderer Umstände entbehrlich ist, insbesondere wenn die Behandlung unaufschiebbar ist oder der Patient auf die Information ausdrücklich verzichtet hat.

§ 630d

Einwilligung

(1) Vor Durchführung einer medizinischen Maßnahme, insbesondere eines Eingriffs in den Körper oder die Gesundheit, ist der Behandelnde verpflichtet, die Einwilligung des Patienten einzuholen. Ist der Patient einwilligungsunfähig, ist die Einwilligung eines hierzu Berechtigten einzuholen, soweit nicht eine Patientenverfügung nach § 1901a Absatz 1 Satz 1 die Maßnahme gestattet oder untersagt. Weitergehende Anforderungen an die Einwilligung aus anderen Vorschriften bleiben unberührt. Kann eine Einwilligung für eine unaufschiebbare Maßnahme nicht rechtzeitig eingeholt werden, darf sie ohne Einwilligung durchgeführt werden, wenn sie dem mutmaßlichen Willen des Patienten entspricht.
(2) Die Wirksamkeit der Einwilligung setzt voraus, dass der Patient oder im Falle des Absatzes 1 Satz 2 der zur Einwilligung Berechtigte vor der Einwilligung nach Maßgabe von § 630e aufgeklärt werden.
(3) Die Einwilligung kann jederzeit und ohne Angabe von Gründen formlos widerrufen werden.

§ 630e

Aufklärungspflichten

(1) Der Behandelnde ist verpflichtet, den Patienten über sämtliche für die Einwilligung wesentlichen Umstände aufzuklären. Dazu gehören in der Regel insbesondere Art, Umfang, Durchführung, zu erwartende Folgen und Risiken der Maßnahme sowie ihre Notwendigkeit, Dringlichkeit, Eignung und Erfolgsaus-

sichten im Hinblick auf die Diagnose oder die Therapie. Bei der Aufklärung ist auch auf Alternativen zur Maßnahme hinzuweisen, wenn mehrere medizinisch gleichermaßen indizierte und übliche Methoden zu wesentlich unterschiedlichen Belastungen, Risiken oder Heilungschancen führen können.
(2) Die Aufklärung muss
1. mündlich durch den Behandelnden oder durch eine Person erfolgen, die über die zur Durchführung der Maßnahme notwendige Befähigung verfügt; ergänzend kann auch auf Unterlagen Bezug genommen werden, die der Patient in Textform erhält;
2. so rechtzeitig erfolgen, dass der Patient seine Entscheidung über die Einwilligung wohlüberlegt treffen kann;
3. für den Patienten verständlich sein.
Dem Patienten sind Abschriften von Unterlagen, die er im Zusammenhang mit der Aufklärung oder Einwilligung unterzeichnet hat, auszuhändigen.
(3) Der Aufklärung das Patienten bedarf es nicht, soweit diese ausnahmeweise auf Grund besonderer Umstände entbehrlich ist, insbesondere wenn die Maßnahme unaufschiebbar ist oder der Patient auf die Aufklärung ausdrücklich verzichtet hat.
(4) Ist nach § 630d Absatz 1 Satz 2 die Einwilligung eines hierzu Berechtigten einzuholen, ist dieser nach Maßgabe der Absätze 1 bis 3 aufzuklären.

§ 630f
Dokumentation der Behandlung

(1) Der Behandelnde ist verpflichtet, zum Zweck der Dokumentation in unmittelbarem zeitlichen Zusammenhang mit der Behandlung eine Patientenakte in Papierform oder elektronisch zu führen. Berichtigungen und Änderungen von Eintragungen in der Patientenakte sind nur zulässig, wenn der ursprüngliche Inhalt erkennbar bleibt.
(2) Der Behandelnde ist verpflichtet, in der Patientenakte sämtliche aus fachlicher Sicht für die derzeitige und künftige Behandlung wesentlichen Maßnahmen und deren Ergebnisse aufzuzeichnen, insbesondere die Anamnese, Diagnosen, Untersuchungen, Untersuchungsergebnisse, Befunde, Therapien und ihre Wirkungen, Eingriffe und ihre Wirkungen, Einwilligungen und Aufklärungen. Arztbriefe sind in die Patientenakte aufzunehmen.

(3) Der Behandelnde hat die Patientenakte für die Dauer von zehn Jahren nach Abschluss der Behandlung aufzubewahren, soweit nicht nach anderen Vorschriften andere Aufbewahrungsfristen bestehen.

§ 630g
Einsichtnahme in die Patientenakte

(1) Dem Patienten ist auf Verlangen unverzüglich Einsicht in die ihn betreffende Patientenakte zu gewähren, soweit der Einsichtnahme nicht erhebliche therapeutische oder sonstige erhebliche Gründe entgegenstehen.
§ 811 ist entsprechend anzuwenden.
(2) Der Patient kann Abschriften von der Patientenakte verlangen. Er hat dem Behandelnden die entstandenen Kosten zu erstatten.
(3) Im Fall des Todes des Patienten stehen die Rechte aus den Absätzen 1 und 2 zur Wahrnehmung der vermögensrechtlichen Interessen seinen Erben zu. Gleiches gilt für die nächsten Angehörigen des Patienten, soweit sie immaterielle Interessen geltend machen. Die Rechte sind ausgeschlossen, soweit der Einsichtnahme der ausdrückliche oder mutmaßliche Wille des Patienten entgegensteht.

§ 630h
Beweislast bei Haftung für Behandlungs- und Aufklärungsfehler

(1) Ein Fehler des Behandelnden wird vermutet, wenn sich ein allgemeines Behandlungsrisiko verwirklicht hat, das für den Behandelnden voll beherrschbar war und das zur Verletzung des Lebens, des Körpers oder der Gesundheit des Patienten geführt hat.
(2) Der Behandelnde hat zu beweisen, dass er eine Einwilligung gemäß § 630d eingeholt und entsprechend den Anforderungen des § 630e aufgeklärt hat. Genügt die Aufklärung nicht den Anforderungen des § 630e, kann der Behandelnde sich darauf berufen, dass der Patient auch im Fall einer ordnungsgemäßen Aufklärung in die Maßnahme eingewilligt hätte.
(3) Hat der Behandelnde eine medizinisch gebotene wesentliche Maßnahme und ihr Ergebnis entgegen § 630f Absatz 1 oder Absatz 2 nicht in der Patientenakte aufgezeichnet oder hat er die Patientenakte entgegen § 630f Absatz 3 nicht aufbewahrt, wird vermutet, dass er diese Maßnahme nicht getroffen hat.

(4) War ein Behandelnder für die von ihm vorgenommene Behandlung nicht befähigt, wird vermutet, dass die mangelnde Befähigung für den Eintritt der Verletzung des Lebens, des Körpers oder der Gesundheit ursächlich war.
(5) Liegt ein grober Behandlungsfehler vor und ist dieser grundsätzlich geeignet, eine Verletzung des Lebens, des Körpers oder der Gesundheit der tatsächlich eingetretenen Art herbeizuführen, wird vermutet, dass der Behandlungsfehler für diese Verletzung ursächlich war. Dies gilt auch dann, wenn es der Behandelnde unterlassen hat, einen medizinisch gebotenen Befund rechtzeitig zu erheben oder zu sichern, soweit der Befund mit hinreichender Wahrscheinlichkeit ein Ergebnis erbracht hätte, das Anlass zu weiteren Maßnahmen gegeben hätte, und wenn das Unterlassen solcher Maßnahmen grob fehlerhaft gewesen wäre.

Gesetz zur Verbesserung der Rechte von Patientinnen und Patienten

Abkürzungsverzeichnis

a.a.O.	=	am angegebenen Ort
Abs.	=	Absatz/ Absätze
AG	=	Amtsgericht
AMG	=	Arzneimittelgesetz
Art.	=	Artikel
Aufl.	=	Auflage
Az.	=	Aktenzeichen
BAG	=	Bundesarbeitsgericht
BÄK	=	Bundesärztekammer
BGB	=	Bürgerliches Gesetzbuch
BGH	=	Bundesgerichtshof
BGH St	=	Entscheidungen des Bundesgerichtshofes in Strafsachen
BGH Z	=	Entscheidungen des Bundesgerichtshofes in Zivilsachen
BSG	=	Bundessozialgericht
BT-Drucks.	=	Bundestagsdrucksache
BTmG	=	Betäubungsmittelgesetz
bzgl.	=	bezüglich
bzw.	=	beziehungsweise
ca.	=	circa
d.h.	=	das heißt
Dr.	=	Doktor
DSO	=	Deutsche Stiftung Organtransplantation
EG	=	Europäische Gemeinschaft
etc.	=	et cetera
EU	=	Europäische Union
evtl.	=	eventuell
f.	=	folgend
FamRZ	=	Zeitschrift für das gesamte Familienrecht (Zeitschrift)
ff.	=	folgende
geb.	=	geboren
gem.	=	gemäß
GG	=	Grundgesetz
ggf.	=	gegebenenfalls

Abkürzungsverzeichnis

JZ	=	JuristenZeitung (Zeitschrift)
KG	=	Kammergericht
MedR	=	Medizinrecht (Zeitschrift)
MDR	=	Monatsschrift für Deutsches Recht (Zeitschrift)
m.w.N.	=	mit weiteren Nachweisen
NJW	=	Neue Juristische Wochenschrift (Zeitschrift)
NJW-RR	=	Neue Juristische Wochenschrift-Rechtsprechungs-Report (Zeitschrift)
Nr.	=	Nummer
NZA	=	Neue Zeitschrift für Arbeitsrecht (Zeitschrift)
OLG	=	Oberlandesgericht
OP	=	Operation
Prof.	=	Professor
Rdnr.	=	Randnummer
Rn.	=	Randnummer
S.	=	Satz/ Seite
SGB	=	Sozialgesetzbuch
SGB V	=	Sozialgesetzbuch Fünftes Buch
sog.	=	so genannte
StGB	=	Strafgesetzbuch
s.u.	=	siehe unten
TFG	=	Transfusionsgesetz
TK-Aktuell	=	Techniker Krankenkasse-Aktuell (Zeitschrift)
TPG	=	Transplantationsgesetz
u.a.	=	unter anderem/ unter anderen
VersR	=	Versicherungsrecht (Zeitschrift)
vgl.	=	vergleiche
www	=	world wide web
z.B.	=	zum Beispiel
ZPR	=	Zeitschrift für Rechtspolitik (Zeitschrift)

Stichwortverzeichnis

A
AIDS 43
Aktualisierung 65
Allokation
– der vermittlungspflichtigen Organe 35
– von eingeschränkt vermittelbaren Organen 35
Angehörige(r) 15, 17, 22, 23, 31
Angehörigengespräch 32
Anhörung 70
Arztanfänger 87
Aufbau einer Patientenverfügung 66
Aufbewahrungspflicht 44
Aufgabe des
– Arztes 68
– Betreuers 67
Aufklärung 20, 33, 38, 42, 53, 75, 104
– Art und Weise 89
– per Telefon 91
Aufklärungsadressat 81
Aufklärungsdokumentation 94
Aufklärungsgespräch 81
Aufklärungspflichtiger 84
Aufklärungsumfang 86
Aufklärungsversäumnis 85
Aufklärungsverzicht 88
Aufklärungszeitpunkt 92
Aufklärung und Einwilligung 23

B
Bauchspeicheldrüse 30, 34
Bedside-Test(ung) 41, 42
Behandlungsalternativen 77
Behandlungsaufklärung 76
Behandlungsfehler 105
Behandlungsfestlegungen 63
Behandlungsmethode 88
Behandlungsmöglichkeiten 77
Behandlungsvertrag 104
Berufsethos 99
Betreuung 66
Betreuungsverfügung 63, 181
Beweislast 78, 106
Beweislastverteilung 106
Bewusstlose 83
Blut 15, 40, 43
Blutgruppe 35
Blutkonserve(n) 41, 43
Blutkultur 36
Blutpatienten 41
Blutprodukte 44
Blutspende 40
Bundesärztekammer 14, 18, 20, 23, 24, 30, 31, 33, 36, 40

C
cross over-Lebendspende 59

D
Darm 30, 34
Datenschutz 44
Deutsche Krankenhausgesellschaft 18, 30, 36
Deutsche Stiftung Organtransplantation (DSO) 20, 23, 29, 32
Diagnoseaufklärung 79
Dokumentation 33, 44, 106
Dokumentationspflichten 106
Dolmetscher 84
DSO 32, 37
DSO-Leitfaden Organspende 37

Stichwortverzeichnis

E
Eigenblutanwendung 44
Eigenblutspende 43
Eigenhändige Unterschrift 65
Einsichtnahme 103
Einwilligung 31, 42, 57, 75, 95
– des Organspenders 23
– des Spenders 23
– hypothetische 96
– mutmaßliche 96
Einwilligungsfähigkeit 38, 53
Einwilligungsunfähigkeit 52
– Verweigerung 98
Einzelfallbetrachtung 79
Eltern 43
Elternteil 83
Entgelt 48, 50
Entnahme 48, 50, 52
Entnahmekrankenhaus 19, 20, 26, 27, 55
Entschädigungskonflikt 96
Entscheidungslösung 14, 21
Eurotransplant 32
Eurotransplant manual 32

F
Faszien 16, 17
Fehlen einer Patientenverfügung 72
Formularaufklärung 82
Fötale Gewebe 17
Fötale Organe 18

G
Gefahren 78
Genehmigung 95
Genehmigungsvorbehalt 69
Gerichte 69
Gespräch 89
Gewebe 16, 17, 30
Gewebeeigenschaften 35
Gewebefraktionen 17

Gewebegesetz 16, 17, 18
Gewerbsmäßige Vorgehensweise 60
Gewerbsmäßigkeit 51
Großhirn 24, 27

H
Hämotherapie-Richtlinie(n) 40, 42, 44
Handeltreiben 16, 18, 30, 49, 58, 59, 60
Haut 16, 17
Herz 30, 34
Herzklappe(n) 17, 18
Herzschrittmacher 15
Hirnstamm 24, 27
Hirntod 14, 19, 23, 24, 25, 32
Hirntodfeststellung 25
Hirntodsymptomatik 37
HIV-Test 43
Hornhaut 16, 17
Humangewebe 16

I
Infusion(en) 40, 41, 42
Intensivmedizin 23, 38

K
Kalte Leiche 24
Kernpunkte 94
Kleinhirn 24, 27
Knochen 16, 17
Knochenmark 17, 18
Kommission(en) 18, 20, 31, 39
Komplikationsrate 78
Kontrolle 86
Koordinatoren 23
– der DSO 33
Koordinierungsstelle 20, 26, 27, 29, 30, 32, 36
Kosmetische Operationen 90
Körperfunktionen 15
Körperteile 15

Stichwortverzeichnis

Körperverletzung 48, 57, 75
Körperverletzung mit Einwilligung 57
Krankenhausträger 16, 20, 30

L
Lebendorganspende 40
Lebendspende 53, 58
Lebendspende über Kreuz 58
Lebens- und Behandlungssituation 68
Leber 14, 30, 34, 38
Leitfaden Organspende 37
Leitlinien für die Organentnahme 37
Listenmanipulation 60
Lunge 30, 34

M
Minderjährige(n) 82, 97
Mutmaßungen 80

N
Nichtbehandlung 78
Niere 30, 34, 38
Notfalloperationen 96

O
Offenbarungspflicht 105
Operationserweiterung 96
Ordnungswidrigkeiten 55, 189
Ordnungswidrigkeitenverfahren 105
Organ(e) 30
 – als Sachen 15
Organentnahme 14, 23, 56, 71
Organentnahme beim lebenden Spender 38
Organhandel 30
Organspende 16, 20, 22, 26, 32, 38, 70
Organspendeausweis 13, 21
Organspendeerklärung 22
Organspender 13
Organteile 17

Organtransplantation 13, 14, 31, 32, 33
Organ- und Gewebehandel 48
Organvergabe 27, 29
Organverlust 36
Organvermittlung 14, 31, 32, 34
Organverteilung 14, 29
Organzuteilung 34

P
Patientenaufklärung 75
Patientenrechtegesetz 103
Patiententestament 63
Patientenverfügung 22, 63, 171
Person des Operators 100
Plazenta 16
Postmortale Organspende 17
Prothese 15
Psychisch Kranke 83

R
Rechtzeitigkeit 92
Risikoaufklärung 78

S
Sacheigenschaft 15, 16
Sachen 15
Sachverständigengutachten 70
Schmerzempfinden 25
Schriftlichkeit 63
Schriftlichkeitserfordernis 65
Sehnen 16, 17
Selbstbestimmungsaufklärung 76
Selbstbestimmungsrecht 75
Sicherungsaufklärung 80
Spende 16, 17, 20, 22, 26, 34, 35
Spendebereitschaft 21
Spendeorgan 13, 19, 36
Sprachunkundige 83
Stammzellen 17
Stiftung Eurotransplant 23, 32

Stichwortverzeichnis

Störung der Totenruhe 56
Strafandrohung 51
Strafrechtliche Aspekte 47

T
Todesfeststellung 25
Tötung 57
Tötung auf Verlangen 57
TPG 16
Transfusion 41
Transfusionsgesetz 40
Transfusionswesen 40
Transfusion von Fremdblut 43
Transplantationsbeauftragte 20, 27, 28, 38
Transplantationsgesetz (TPG) 14, 16, 17, 18, 21
Transplantationszentren 19, 23, 29, 31, 36
Tumorgewebe 17

V
Verhaltensregeln 80
Vermittlungsstelle(n) 20, 31, 33, 35, 36
Vertrauenspersonen 68
Vorsorgevollmacht 63, 183

W
Warteliste(n) 14, 31, 32, 33
Widerspruchslösung 13, 21
Wiederholungs-OP 87
Willen 68
Willensfähigkeit 83
Wirksamkeitserfordernisse 64
Wirksamkeitshindernisse 64

Z
Zeuge Jehovas 43, 98
Zeugen 94
Zivilrecht 15, 16, 17